ONGRÈS DES MÉDECINS ALIÉNISTES ET NEUROLOGISTES

DE FRANCE ET DES PAYS DE LANGUE FRANÇAISE

SEPTIÈME SESSION. — NANCY 1896

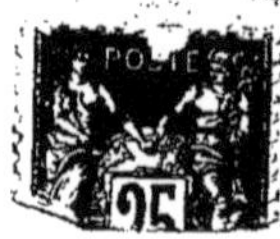

INTERNEMENT DES ALIÉNÉS

(THÉRAPEUTIQUE & LÉGISLATION)

PAR LE

Dʳ Paul GARNIER

MÉDECIN EN CHEF
DE L'INFIRMERIE SPÉCIALE DE LA PRÉFECTURE DE POLICE

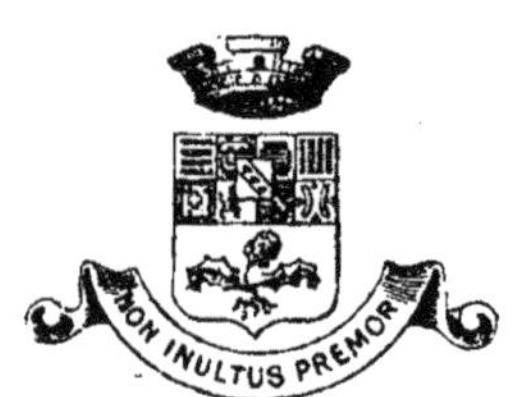

NANCY

IMPRIMERIE A. CRÉPIN-LEBLOND

24, Rue Saint-Dizier (Passage du Casino).

1896

CONGRÈS DES MÉDECINS ALIÉNISTES ET NEUROLOGISTES

DE FRANCE ET DES PAYS DE LANGUE FRANÇAISE

SEPTIÈME SESSION. — NANCY 1896

INTERNEMENT DES ALIÉNÉS

(THÉRAPEUTIQUE & LÉGISLATION)

PAR LE

Dʳ Paul GARNIER

MÉDECIN EN CHEF
DE L'INFIRMERIE SPÉCIALE DE LA PRÉFECTURE DE POLICE

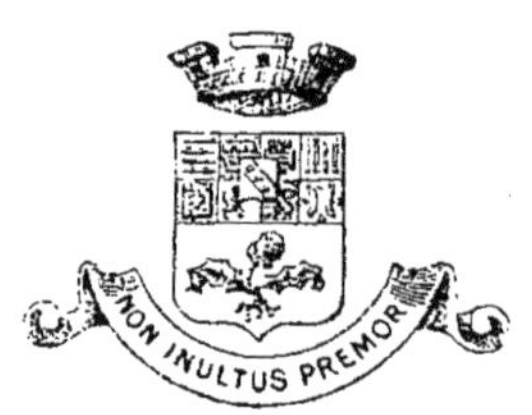

NANCY

IMPRIMERIE A. CRÉPIN-LEBLOND

24, Rue Saint-Dizier (Passage du Casino).

1896

INTERNEMENT DES ALIÉNÉS

(THÉRAPEUTIQUE & LÉGISLATION)

Rapport du Dr **PAUL GARNIER**

MÉDECIN EN CHEF
De l'Infirmerie spéciale de la Préfecture de police

CONSIDÉRATIONS GÉNÉRALES

Considéré au double point de vue de la thérapeutique et de la législation, l'internement des aliénés est l'une de ces questions majeures qui se replacent, à de courts intervalles, comme par l'effet d'une nécessité admise par tous, sous le champ de l'attention et de la discussion.

Aucune n'est plus propre, en tous les cas, à servir de base aux débats d'un congrès de neurologistes et d'aliénistes ; et si l'on peut accorder qu'il est des sujets plus neufs, il faut dire aussi, qu'il n'en est point pour faire intervenir de plus graves intérêts et pour soumettre de plus sérieux problèmes à l'esprit du philosophe, du législateur, du moraliste et du médecin.

Dans l'occurrence présente, il convient, pourtant, de lui reconnaître un défaut : elle est infiniment trop vaste ; autour d'elle gravitent tant de sous-questions, qu'un volume ne suffirait pas à en donner l'exposé complet.

Aussi bien, l'embarras du rapporteur est-il grand ; on n'attend pas de lui un volume et ce serait avec

raison qu'on lui reprocherait la prétention d'en préparer un, car ce n'est pas, ici, la place des longs déve-
loppements.

D'autre part, il est bien malaisé d'omettre, en un
semblable sujet, tel ou tel ordre de considérations
dont l'étude semble s'imposer.

La tâche a donc sa difficulté.

Effleurer la plupart des points sur lesquels tout
le monde est à peu près d'accord, concentrer plus
spécialement l'attention sur deux ou trois autres où
l'entente ne s'est pas encore si bien établie et essayer,
ainsi, d'orienter sur eux une discussion qui peut être
utile et féconde, tel est le but, sans doute, qu'a visé
la commission. Je me suis efforcé d'y atteindre, sans
être convaincu d'avoir réussi.

PREMIÈRE PARTIE

L'internement des aliénés envisagé comme moyen thérapeutique. — Indications de l'isolement.

————

§ I

MODE D'ASSISTANCE ET DE TRAITEMENT DES ALIÉNÉS DANS LE PASSÉ

C'est le destin, semble-t-il, de toute civilisation d'être suivie dans sa marche par la folie qu'on voit s'attacher à elle comme un parasite. De là cette nécessité pour les peuples parvenus à un certain degré d'organisation sociale de se préoccuper de leurs défaillants intellectuels, ainsi qu'une armée en campagne ensevelit ses morts et pourvoit aux soins que réclament ses blessés. De là cette obligation stricte, matérielle et morale, de veiller sur eux, tant pour les secourir que pour les protéger contre leurs égarements.

Eh bien, ce devoir qui nous apparaît, aujourd'hui, comme une chose si simple et si naturelle, la société a été, il faut le dire, bien lente à le comprendre et, surtout, à le pratiquer.

Si les civilisations anciennes, si Athènes et Rome semblent s'être préoccupées, à l'instigation sans doute de leurs grands médecins, de la condition spéciale des aliénés et des moyens de les contenir et de les traiter, il est bien certain que lorsque ce flambeau s'éteignit et que le Moyen-Age étendit partout ses ténèbres, on ne sut plus ni voir ce qu'était la folie, ni comprendre que l'homme, assez malheureux pour perdre la raison, méritait plus de compassion que de mépris et d'horreur.

Pendant toute la durée de cette longue éclipse de la civilisation, l'aliéné est seulement considéré comme un être malfaisant et l'*habitat* choisi par le démon. Aussi, ne songe-t-on qu'à le réduire. Et comme le délire ne se rétracte pas ainsi que l'erreur, les bûchers s'allument de toutes parts, et en brûlant le fou, on espère bien atteindre le démon dont on le croit possédé.

Casaubon, dans son singulier livre sur la crédulité, où il cherche à établir la réalité des esprits et des sorciers, n'en était pas moins amené à écrire ceci : « Que les autres admirent comme ils voudront les sorciers et les magiciens qui peuvent leur rendre leurs bijoux et leurs objets précieux perdus, j'honore et j'admire beaucoup plus un bon médecin qui peut, comme un instrument de Dieu, par la connaissance de la nature, rendre à un homme l'entendement qu'il avait perdu ».

Lorsque, enfin, la barbarie perd du terrain, et que l'horizon s'éclaire de nouveau, c'est la France qui va être la véritable initiatrice des mesures d'assistance en faveur des aliénés.

Mais il fallait le coup de théâtre de Bicêtre, en 1792, pour qu'une grande nation fût rendue à ses instincts généreux et prît enfin conscience de ce qu'elle devait à cette immense infortune que constitue la folie.

Ce sera l'immortelle gloire de notre grand Pinel d'avoir réalisé cette réforme considérable dont le germe était comme contenu dans cette haute philosophie du xviiie siècle, la généreuse inspiratrice du droit moderne.

Ce n'est pas le lieu de redire une fois de plus les souffrances et l'état misérable des aliénés avant ce que l'on pourrait appeler l'*ère Pinelliste*. Le tableau lamentable en a été tracé, bien souvent et d'une façon saisissante.

En réalité, le traitement des aliénés séquestrés commence au moment où une main généreuse, guidée par l'esprit le plus haut, fait tomber leurs chaînes.

Jusque-là, dans leur condition effroyable, ils étaient au-dessous des criminels. La bienfaisante initiative de Pinel leur rendait le respect dû à tout être qui souffre et les élevait, suivant une noble parole, à la dignité de malades.

C'était humain et c'était surtout *médical*, ce qui s'allie bien mais ne se confond pas. « Quand nous, médecins, dit Griesinger (1), nous faisons dominer notre pratique des grands principes de l'humanité, c'est avant tout pour arriver à notre premier et unique but : la guérison de la maladie... Ce n'est pas un principe philanthropique abstrait qui nous guide, c'est l'utilité pratique, ce sont les résultats du traitement convenablement dirigé, soit au lit du malade, soit dans la cellule du fou furieux... La psychiatrie ne doit pas se départir de son rôle d'observation scientifique pour dégénérer en une sentimentalité qui conviendrait à peine aux gens du monde. »

§ II

LE TRAITEMENT DE LA FOLIE PAR L'ISOLEMENT APRÈS LA RÉFORME DE PINEL

Parmi les tristesses inhérentes à la folie, il ne faut pas compter pour une des moindres cette nécessité d'appliquer au malheureux qui en est atteint des mesures destinées à faire de lui un être à part dans la société, que ces mesures, d'ailleurs, soient prises à l'effet de le traiter avec le plus d'efficacité possible ou dans le but de garantir l'ordre public et la sûreté des personnes.

Lorsque, sous l'impulsion de Pinel et d'Esquirol, on a mieux étudié la nature, les symptômes et l'évolution des maladies mentales, on s'est assuré, de plus en plus, que dans le traitement de l'aliénation une indication prime toutes les autres : celle d'isoler le malade, c'est-à-dire de l'enlever à son milieu habituel.

Si, à une autre époque, on n'enfermait guère que les aliénés furieux, c'est qu'on était préoccupé, à peu près exclusivement, de les mettre dans l'impossibilité de nuire. La mesure prise était toute de défense sociale. On négligeait le malade aux premières étapes de sa folie ; on le laissait livré à lui-même autant

____

(1) GRIESINGER, *Traité des mal. ment.*

de temps que ses allures ne provoquaient point de trop grandes inquiétudes. Son affection mentale se développait ainsi tout à l'aise, s'implantait fortement et s'exacerbait par l'appoint des excitations que le fou trouve toujours au dehors.

Quand, à ce moment, on s'emparait enfin de lui, il justifiait généralement l'idée qu'on se faisait de l'incurabilité de la folie.

Cette incurabilité a été si longtemps considérée comme la règle qu'aujourd'hui encore on a trop souvent à constater et à déplorer la survivance de cette opinion dans le public, resté, malgré tout, très sceptique à l'endroit de l'efficacité de n'importe quel traitement dirigé contre l'aliénation mentale.

Le duc de La Rochefoucauld-Liancourt écrivait en 1879, après une visite qu'il venait de faire à Bicêtre : « La folie est considérée ici comme incurable ; les fous ne reçoivent aucun traitement. »

Si, de nos jours, des paroles d'une telle désespérance ne sauraient plus être prononcées, c'est qu'on a fini par se rendre compte que la folie est une maladie qui ne s'affranchit point des lois de l'évolution morbide générale et offre, comme les autres affections, d'autant plus de chances de guérison qu'elle est traitée plus hâtivement.

On ne l'a plus envisagée avec le souci exclusif de se prému-nir contre le danger qui peut se dégager d'elle ; avec moins d'égoïsme, et plus de compassion, on a compris qu'un devoir d'assistance s'imposait à la collectivité sociale ; et, de ce jour, seulement, il a été possible d'entreprendre le traitement ration-nel de l'aliénation mentale.

§ III

DE L'UTILITÉ GÉNÉRALE ET DE LA NÉCESSITÉ DE PROCÉDER A L'ISOLEMENT

Isoler l'aliéné de son milieu habituel est l'indication fonda-mentale qui se dégage le plus clairement de l'observation clinique et l'on peut dire que, d'ordinaire, il n'en est pas de plus pressante, de plus impérieuse.

Les raisons qui impliquent la nécessité de cette rupture complète avec les conditions de la vie antérieure sont faciles à saisir. Rien n'est plus propre à entretenir les interprétations délirantes de l'aliéné que de le laisser environné des êtres et des choses auprès desquels le trouble de ses idées est né et a grandi. Il trouve là, c'est absolument certain, un aliment à ses préoccupations morbides ou à son excitation. C'est là qu'il a pris coutume de sentir, de penser et de réagir maladivement et, à tout instant, il reçoit de ce milieu des impressions qui renouent entre eux les fils encore épars de son délire, semblent prêter quelque consistance à ses craintes et donner un corps aux chimères de son imagination malade.

« Presque toujours, écrit J.-P. Fabret, l'aliéné trouve des points d'appui à son délire dans l'impression des lieux et des personnes qui l'entouraient avant sa maladie et ces impressions ajoutent aux désordres de son esprit, en réveillant une foule d'émotions, de souvenirs et d'associations d'idées » (1).

Mais ce n'est pas tout. Le propre de la folie est, précisément, de porter atteinte, le plus habituellement du moins, aux opérations intellectuelles à l'aide desquelles tout homme prend connaissance de soi-même et de la réalité extérieure. Aussi l'aliéné se méconnaît-il presque toujours et on a pu dire, avec raison, que la folie est une infortune qui s'ignore. Une conséquence toute naturelle découle de cette situation, tout à fait à part dans le cadre de la pathologie, c'est qu'il est superflu d'attendre de cet homme qui a cette cécité morale, qu'il accepte des soins pour une maladie dont il n'a ni le sentiment, ni la sensation. Force est donc, si pénible que puisse apparaître cette nécessité, de se priver de son adhésion à des procédés thérapeutiques dont il lui est impossible de comprendre l'utilité, et d'exercer sur lui une contrainte qui se trouve d'ailleurs largement légitimée, ne serait-ce même que par le souci de son intérêt personnel.

(1) J.-P. Fabret, *Leçons sur les mal. ment.*

Il ne peut venir à la pensée de personne, de contester à une famille le droit de faire traiter, *volens aut nolens*, un de ses membres, frappé de folie. C'est plus qu'un droit, c'est un devoir et si cette famille y manque, non seulement elle encourt une grande responsabilité morale, mais les circonstances peuvent être telles, aussi, que sa responsabilité matérielle l'expose à de graves dommages–intérêts.

Les parents d'un aliéné laissé en liberté, alors que son état de folie est notoire, peuvent être poursuivis à l'occasion de ses actes préjudiciables ou attentatoires à la vie des personnes. Un très triste événement venait le démontrer péremptoirement, il y a deux ou trois ans. Un paralytique général, que l'on se proposait il est vrai, de mettre dans une maison de santé, échappe à la surveillance de ses parents, court à travers les rues de Paris, s'introduit dans une maison sous l'empire d'idées délirantes et au concierge, qui cherche à le pousser dehors, répond par un coup de canne à épée qui l'atteint mortellement. Une action en dommages-intérêts — l'irresponsabilité de l'auteur de ce meurtre ayant été démontrée par l'expertise médicale — fut intentée par la famille de la victime contre les parents de l'aliéné et ceux-ci furent condamnés par le Tribunal au paiement d'une forte indemnité.

Si grand qu'on suppose le dévouement d'une famille, si éclairé même que soit ce dévouement et si intelligents que puissent être les soins prodigués à domicile à un aliéné, il y a, pour les rendre le plus souvent stériles, des conditions inhé–rentes aux manifestations mêmes de la folie.

Qui de nous n'a constaté, sur place, l'impuissance des meil-leures intentions ? Qui de nous n'a vu ces intérieurs où tout est bouleversé, où le délire s'impose, provoque la plus extrême confusion et règne en maître ? Tout est réuni, là, pour le plein épanouissement de la folie et tout prépare l'intronisation de la chronicité en dépit des efforts d'un entourage bien vite débordé.

C'est donc un principe thérapeutique que l'aliénation men-tale exige l'isolement. Comment le pratiquer ? Un asile créé pour recevoir, abriter, contenir et traiter les aliénés est-il la condition la meilleure pour réaliser la surveillance et le traitement de la folie ? Beaucoup se demanderont si la question valait la peine d'être posée, tellement tout indique aujourd'hui que le seul mode de traitement, à peu d'exceptions près, est l'isolement dans un établissement spécial.

Esquirol, en retraçant les avantages de l'isolement, a bien montré que c'est dans les asiles créés pour eux, que les aliénés trouvent les conditions appropriées à leur état ; ce n'est guère que là qu'on peut écarter d'eux tout ce qui est de nature à aviver leur délire. Une des raisons de l'excitation très grande de certains malades conservés à leur domicile est l'obstination que met un entourage maladroit à vouloir les convaincre de l'invraisemblance de leurs allégations. Que d'irritations profondes n'ont eu d'autre cause que ces luttes syllogistiques entretenues avec de malheureux délirants.

L'internement a pour effet de couper court à toutes ces tentatives intempestives de redressement et, au lieu de ce déchaînement que redoute tant les familles, c'est le plus souvent un calme très grand qui marque les premières heures passées à l'asile.

L'aliéné, en perdant la raison, ne perd pas toujours, pour cela, la faculté du raisonnement ; et pour cet homme qui raisonne encore, bien que le délire le prive de sa raison, ce n'est pas inutile qu'il puisse faire telle ou telle remarque logique sur les assertions fantaisistes ou manifestement absurdes des autres malades. Si cette constatation ne l'amène pas encore à une critique de soi-même, à des doutes qui seraient l'aurore de la guérison, elle a toujours pour résultat d'attirer son attention sur d'autres souffrances et de l'amener à s'absorber moins dans sa propre douleur et dans ses idées fixes.

Le fait de la réunion de nombreux aliénés astreints, dans un même lieu, à une même règle, soumis à la même autorité médicale est d'une très grande importance thérapeutique. C'est un salutaire spectacle pour un malheureux insensé que cette obéissance déférente à laquelle il voit se plier la plupart de ses compagnons d'infortune. Il s'en dégage un effet moral susceptible d'agir puissamment sur son esprit. Comme l'a dit Fodéré, l'agglomération des malades, en nécessitant des mesures plus précises d'ordre, de discipline, constitue une chance de succès de plus, dans le traitement de la folie.

A part certaines circonstances assez exceptionnelles où il est permis d'essayer d'isoler un aliéné, soit en le transportant à la campagne, dans une maison disposée, le mieux possible, pour l'y recevoir, et qui, avec son organisation médicale simule, mais de loin à vrai dire, une maison de santé en réduction ; soit, lorsqu'il est calme, en le faisant voyager sous la surveillance permanente d'un médecin, l'isolement n'est et ne saurait être pratiqué que dans une maison de santé publique ou privée. Dans la pratique courante les deux termes : *isolement* et *internement*, ont donc une signification à peu près équivalente et nous voici ainsi ramené naturellement à la lettre même du programme.

§ IV

INDICATIONS ET OPPORTUNITÉ DE L'INTERNEMENT SUIVANT LA FORME D'ALIÉNATION MENTALE

L'exposé des *indications générales* de l'internement, au point de vue thérapeutique, appelle après lui la discussion, au moins sommaire, des *indications relatives*, qui nous mettent en face des situations individuelles et des espèces cliniques. En effet, s'il y a des cas pour lesquels, d'une manière absolue et en toutes circonstances, l'internement de l'aliéné s'impose, il en est d'autres où l'opportunité de cette mesure est plus discutable, étant subordonnée elle-même à des conditions très variables. Là, interviennent les questions soit du caractère propre à chaque variété d'aliénation mentale (l'une exigeant plus impérativement que l'autre l'isolement immédiat), soit de la période à laquelle est parvenue la maladie, du degré de son intensité, des probabilités de son évolution particulière, de sa durée et sa terminaison, de l'assistance qu'il est permis d'attendre d'une famille, ou au contraire de l'abandon absolu dans lequel se trouve l'aliéné, etc., etc.

Il est presque superflu de remarquer que toute décision médicale relative à l'internement doit s'appuyer sur un diagnostic aussi précis que possible, énonçant l'espèce clinique en cause et ses principales manifestations *directement constatées.*

Entrons donc un peu dans l'examen des particularités fondamentales propres à chaque entité clinique, sans oublier du reste qu'il ne nous sera nullement permis de nous y attarder.

En dépit d'attaques étranges dirigées presque périodiquement contre les mesures prises à l'égard des aliénés et contre les asiles qualifiés si volontiers de *bastilles modernes,* par certains publicistes, les avantages et la nécessité de l'internement dans des établissements spéciaux ne sont pas sérieusement contestés. Mais ce n'est pas une raison pour que cet internement ne soit pas toujours précédé d'un examen très approfondi de toutes les circonstances qui peuvent motiver une détermination dont il ne faut pas plus méconnaître l'importance qu'il ne convient d'en grossir outre mesure les conséquences. Ce qu'on ne doit jamais perdre de vue, c'est que le placement de toute personne dans un asile d'aliénés, est susceptible, en l'état actuel de nos idées et de nos mœurs, de retentir, plus tard, sur sa vie civile, de lui créer par exemple des difficultés pour l'obtention d'un emploi.

Le malheureux qu'un accès de folie a conduit à l'asile d'aliénés, ne serait-ce que pour quelques semaines, est quelque peu disqualifié socialement. L'ouvrier qui se croit obligé de présenter, parmi ses papiers, un bulletin établissant le fait de son passage dans un établissement spécial, court grand risque de frapper à bien des portes avant d'être accueilli et embauché. La prévision de ces conséquences doit toujours être présente à l'esprit du médecin.

A l'infirmerie spéciale de la Préfecture de Police, une étude attentive de chaque cas particulier nous permet d'épargner, ce qu'il est convenu d'appeler, bien injustement d'ailleurs, *la tare de l'internement* à cinq cents individus, environ, chaque année, soit presque le sixième des personnes soumises à l'examen médical.

C'est là, à tous les points de vue, un bénéfice social considérable.

Pour former sa conviction, dans cette délicate question de l'opportunité de l'internement le médecin emprunte les éléments de son appréciation à deux sources principales :

1° Aux résultats de son examen direct ;

2° Aux informations qui lui sont fournies de divers côtés et sur le passé et sur le présent du sujet.

Est-il besoin de remarquer que leur valeur est fort inégale et que c'est avant tout aux symptômes directement constatés par lui que le médecin, appelé à se prononcer, devra s'en rapporter. Ce qu'il reçoit de l'autre source ne peut avoir qu'une importance contingente et le premier devoir qui s'impose à lui est de ne jamais admettre que des renseignements, parfois intéressés, le fassent conclure à un internement, alors que ses constatations directes ne l'amenaient pas à cette conclusion. Il ne faut jamais perdre de vue que l'égoïsme, la cupidité et les passions les plus diverses, la colère, la haine peuvent inspirer à un entourage familial ou autre des déclarations suspectes.

Dans un article publié, en 1892, sous ce titre : *Quand faut-il enfermer un aliéné ?* M. Charpentier s'est appliqué à poser quelques règles concernant l'opportunité de la séquestration et nous aurons à nous rencontrer plusieurs fois avec lui, en marchant vers le même but, en dépit de quelques divergences qui n'ont pas assez d'importance pour changer la direction générale.

A) Des deux formes élémentaires ou primaires la manie (ou excitation maniaque) et la mélancolie, c'est assurément la première qui impose le plus hâtivement, surtout dans les cas aigus, la nécessité de l'internement.

Le désordre des idées est tel, il réagit d'une manière si

ostensible pour tous sur la conduite de l'aliéné et tend à provoquer des actes si extravagants, et parfois si dangereux, que la pensée et la tentative d'un traitement à domicile ne sauraient être longtemps poursuivies. On ne pourra essayer de différer ou d'éviter l'internement que dans les formes tout à fait subaiguës ; mais il est bien rare que l'excitation maniaque se renferme dans des limites permettant de s'en tenir à une surveillance et à un traitement approximatifs à domicile. On ne saurait oublier qu'on se trouve, là, en présence d'une forme très démonstrative, turbulente, exubérante, qui se dénonce à tous les yeux. A coup sûr ce n'est pas avec celle-là que le médecin appelé à statuer sur le fait de l'aliénation mentale rencontre de grosses difficultés. Le délire se livre, éclate dans les paroles comme dans les actes et force la conviction.

Ce n'est du reste assez souvent qu'un accès dont la durée peut être, à ce moment même, l'objet de prévisions sérieuses de la part d'un médecin habitué à noter l'évolution des maladies mentales. S'il en est ainsi, il convient d'en informer la famille, et pour peu qu'il s'agisse d'une affaire délicate où toutes les interprétations erronées et passionnées aiment à se donner carrière, ce n'est pas une précaution superflue de mentionner dans le certificat de placement la possibilité d'un rapide amendement. N'a-t-on pas vu des cas, pourtant bien nets, d'aliénation mentale dans lesquels le fait d'une prompte guérison, rendant la sortie possible après un internement de quelques semaines seulement, était présenté, par des esprits prévenus, comme la preuve, non d'une cure rapide, mais bien d'une erreur tardivement reconnue ! Des exemples s'offriraient à nous si nous avions la possibilité de nous y arrêter.

b) La mélancolie, dans ses formes un peu frustes, est peut-être la maladie mentale pour laquelle l'opportunité de l'internement est le plus à débattre. Il faut, là, beaucoup de tact et d'expérience. De l'avis de la plupart des cliniciens, la lypémanie d'intensité légère, ou même dans ses degrés moyens, peut guérir, et guérirait même mieux, selon les uns, en dehors des asiles. Il est certain que c'est une forme essentiellement curable et chacun de nous a pu enregistrer, dans sa clientèle de ville, de nombreux et solides succès. Mais dès que l'affection se complique, s'alimente à des troubles hallucinatoires, adopte la forme anxieuse, entraîne des tendances au suicide, le refus de nourriture, etc., il n'y a plus guère à temporiser et il faut se hâter de prescrire l'isolement dans une maison de santé.

Dans la folie intermittente avec alternance régulière de formes maniaque et mélancolique, des difficultés peuvent naître au sujet de la durée de l'intervalle lucide. Parfois cette phase intermédiaire est tellement courte qu'elle n'est guère constituée que par le temps de passage de l'excitation à la dépression. Il n'y a qu'une fugitive apparence d'équilibre par laquelle nous ne devons pas nous laisser induire en erreur.

c) La paralysie générale occupe une place vraiment à part dans la nomenclature des maladies de l'esprit. Dans sa compromission si totale de l'intelligence, elle se distingue bien plutôt par la démence que par le délire, c'est-à-dire par l'anéantissement de l'activité mentale, plutôt que par sa déviation, tandis que cette déviation est précisément le caractère de la folie proprement dite ou des psychoses diverses.

Aussi, n'est-il pas très rare de rencontrer des paralytiques généraux qui n'ont, pour ainsi dire, jamais de délire ; ce sont de grands inconscients qui, bien entendu, doivent être soignés et surveillés attentivement, mais il est admissible que ces soins leur soient donnés et que cette surveillance s'exerce ailleurs que dans un asile d'aliénés. Quelques-uns sont recueillis par les hôpitaux ordinaires, où leur passivité et leur torpidité permettent de les conserver ; d'autres sont gardés par leurs parents pendant tout le cours de la maladie.

Mais ceci dit, il faut bien reconnaître que, dans la plupart des cas, la méningo-encéphalite interstitielle diffuse s'accompagne, à sa première période surtout, d'une exubérance ou d'une véritable excitation maniaque qui provoque des extravagances multiples, des actes désordonnés et délictueux, réclamant une intervention et impliquant la nécessité d'un internement. Dans son imprévoyance et son inconscience si profonde, le paralytique général est, non seulement, une proie facile pour toutes les entreprises audacieuses qui voudraient exploiter son état de démence, il peut être aussi, sinon par agressivité naturelle, du moins par son inconscience même, une cause de danger pour la sécurité des personnes, et l'exemple que j'ai cité plus haut en est la démonstration bien évidente. Dans cette phase d'activité incohérente, le malade aggrave rapidement son état par des excès de toutes sortes, étant à la merci de toutes les suggestions instinctives qui traversent son cerveau. La plus élémentaire prudence commande, en pareil cas, de se hâter de procéder à son isolement.

D) La démence sénile et l'affaiblissement psychique par suite de lésions cérébrales circonscrites sont, en l'état actuel de notre organisation hospitalière, une cause de bien grands embarras. On peut presque dire que rien n'existe pour répondre aux mesures d'assistance qu'ils nécessitent. A l'hôpital, on ne trouve point ces affaiblis à leur place, parce qu'ils occasionnent un certain trouble dans les salles, par leurs propos bizarres, leurs défiances, leurs idées confuses de persécution, leurs turbulence ou leur malpropreté.

Ils viennent donc encombrer les asiles où, par humanité, on consent à les garder, sans cesser de déclarer que là n'est point davantage leur place. Les chefs de service ont ainsi chaque jour la main forcée, si je puis ainsi dire.

Un homme a une attaque d'hémiplégie ; de ce jour, ses opérations intellectuelles se troublent, s'affaiblissent, ses perceptions deviennent confuses et leur confusion même donne prétexte à des interprétations erronées, à des récriminations bizarres ; une certaine agitation s'ensuit, etc., etc., et voilà un aliéné de plus. Est-ce vraiment un aliéné ? Il prend rang, surtout, parmi les cérébraux, variété d'infirmes pour lesquels nous devrions avoir, dans les grands centres, un établissement hospitalier où leur placement *immédiat et direct* pourrait être ordonné, *placement qui les laisserait en dehors des règlements législatifs applicables aux aliénés*. La création de la colonie de Dun-sur-Auron (Cher), par le Conseil général de la Seine, sur la proposition de M. Deschamps, répond certainement à cette nécessité de désencombrer les asiles des infirmes de l'intelligence jugés inoffensifs. Mais, si l'on est d'accord sur ce point, à savoir que de tels malades ne sont pas à proprement parler des aliénés, c'est une étrangeté de les placer sous le régime de la législation des aliénés. La logique exigerait que tous ces malheureux fussent, après examen sérieux par un médecin compétent, dirigés sur la colonie, sans passer par un asile d'aliénés où ce n'est pas plus leur place temporairement que définitivement.

Enfin, ce n'est pas au budget des aliénés que les dépenses de cette colonie devraient incomber.

Cette création est encore trop récente, — puisqu'elle ne date que de trois ans — pour qu'on puisse se prononcer sur sa valeur réelle.

Il faut assister ces vieillards, ces affaiblis, mais, est-ce le meilleur mode de les secourir de les confier à des paysans dits « nourriciers »? Je laisse seulement percer ce doute, et ce n'est pas le lieu de discuter plus longuement cette question encore très controversée et dont un de nos congrès, celui de Blois, s'est plus particulièrement occupé. Rappelons, à ce propos, que M. Bourneville indiquait, avec raison, comme un des plus efficaces moyens de remédier à l'encombrement si fâcheux des asiles, l'admission précoce des malades, c'est-à-dire le plus près possible du début de leur affection, car, en procédant ainsi, on obtient plus de guérisons et on diminue d'autant le nombre de ces chroniques dont toute l'existence devra se passer à l'asile.

E) Les persécutés, soit qu'ils appartiennent au type nettement défini et circonscrit du délire chronique ou psychose systématique progressive, soit qu'ils relèvent, par la nature et le mode d'évolution de leurs conceptions délirantes, de la dégénérescence héréditaire, sont entre tous les malades, ceux pour lesquels la mesure de l'internement est le plus particulièrement pressante. C'est là une vérité depuis longtemps reconnue que le délire de persécution crée un danger permanent pour la sécurité publique. Et cependant, grâce à l'imprévoyance des uns, à l'indifférence des autres, combien grand est le nombre de ces persécutés actifs, de ces aliénés persécuteurs qui vont et viennent librement un peu partout, et alors que beaucoup d'entre eux tiennent toute prête l'arme avec laquelle ils frapperont un jour, convaincus qu'ils s'érigent en justiciers !

Le regretté Dr Contagne, dans son rapport présenté au Congrès de Lyon, sur *la responsabilité et la séquestration des aliénés persécuteurs* nous avait déjà entretenus de cet intéressant sujet. Il rappelait fort judicieusement que « l'aliéné persécuteur fournit la grande majorité des héros de ces récits de séquestrations arbitraires par lesquels la presse est parvenue à fausser l'opinion publique d'une manière si remarquable au sujet du traitement de la folie ». C'est, en effet, à propos de cet catégorie de malades que les médecins ont subi, surtout, les attaques les plus injustes, les plus passionnées ; le persécuteur se transforme, ou même on le transforme, volontiers, en victime et des dispositions de la loi du 30 juin 1838 et des médecins appelés à les appliquer. Qui de nous n'a senti, à de certaines heures, le découragement, la lassitude morale l'envahir devant le déchaînement de tant d'allégations aussi erronées et aussi ridiculement agressives qui égarent l'opinion et tendent de jeter la déconsidération sur des hommes dont la tâche est cependant déjà assez ardue et ingrate pour qu'on n'y ajoute pas encore l'amertume de la méconnaissance absolue, et, parfois, vraiment trop systématique de la vérité.

Mais, ne prenant après tout conseil que de notre conscience et de notre expérience nous continuerons à dire bien haut, à la fois dans l'intérêt de nos malades et de la société, ce qu'il convient de faire et pour eux et pour elle.

« On pourra, disait avec raison le docteur Contagne, à Lyon, séquestrer trop tard un persécuteur, on ne pourra jamais le séquestrer trop tôt. »

M. Charpentier, avec qui j'ai beaucoup de plaisir à me rencontrer, mais dont pourtant je ne puis partager toutes les idées, sur la question de l'opportunité de la séquestration, estime qu'« il y a beaucoup de persécutés-persécuteurs qui ne sont pas des fous » et, d'après lui, les persécutés–persécuteurs qui sont réellement aliénés, se reconnaissent surtout à leurs hallucinations et aux troubles de la sensibilité générale. Tous nos maîtres ne nous ont-ils pas appris, cependant, et n'avons-nous pas constaté presque chaque jour nous–mêmes, que les persécutés-persécuteurs appartiennent plutôt à la catégorie des fous raisonnants, à cette catégorie d'aliénés qui, pour n'avoir pas de troubles sensoriels, n'en ont pas moins des interprétations délirantes extrêmement actives et n'en agissent pas moins sous l'empire d'impulsions dont le caractère essentiellement pathologique n'est assurément pas contestable. N'attendons pas pour interner un persécuté-persécuteur la constatation d'un trouble hallucinatoire qui n'appartient pas en propre à la symptomatologie de cette variété d'aliénation mentale dont les caractères cliniques sont assez nets pour permettre d'établir un diagnostic précis.

Quand nous rédigeons un certificat aux fins d'internement d'un aliéné persécuté, il est de bonne précaution d'introduire dans le libellé de cette pièce médicale des phrases, des formules émanées du malade. C'est une manière de lui donner la parole et ce n'est pas seulement notre appréciation qui conclut à la folie, c'est aussi le langage de la personne examinée. S'agite-t-on, plus tard, autour de cette séquestration, entame-t-on, à son propos, l'une de ces ridicules campagnes que nous ne connaissons que trop, on compulse le dossier, et on y trouve cette formule qui confronte le malade avec lui-même, si je puis ainsi dire. Il sera encore prudent — et à l'infirmerie spéciale je ne néglige pas ce moyen d'information — de chercher à faire écrire le malade et de conserver au dossier la manifestation écrite de ses préoccupations morbides qui, plus tard, peuvent être dissimulées adroitement. Ce témoignage a bien des fois permis de porter la conviction dans l'esprit de ceux qui, trop légèrement, parlaient déjà de séquestration arbitraire.

F) Il arrive que des personnes viennent demander au médecin de les enfermer dans un asile d'aliénés. Ce sont généralement des héréditaires ou dégénérés obsédés par une idée fixe les poussant soit au suicide, soit à l'homicide. Ces cas de folie avec conscience ne sont pas des plus rares. Il faut se garder de méconnaître le danger qui résulte d'une semblable situation et, le plus souvent, il conviendra de faire droit à de telles demandes. Les progrès de la psychiatrie ont bien mis en lumière cette variété de maladie mentale, et nous verrons, dans la deuxième partie du rapport, que si la loi de 1838 est restée muette sur le cas de ces malades conscients de leur état et sollicitant eux-mêmes un traitement et une surveillance, le projet de révision de ladite loi le prévoit et sanctionne, par des dispositions spéciales, le bien fondé d'une telle mesure essentiellement protectrice, aussi bien à l'égard de l'obsédé que de la société, pour laquelle son obsession impulsive est une menace.

Ce n'est pas à dire qu'il faille accepter sans un sérieux contrôle les allégations relatives à l'existence de telles obsessions ou impulsions. Si singulier que cela paraisse, le séjour à l'asile tente un certain nombre d'individus. La plupart d'entre eux y ont déjà été admis pour un accès délirant, alcoolique ou autre, et le jour où, soit paresse, soit manque de travail, la détresse matérielle se fait pressante, c'est l'asile qui se présente à eux comme un refuge fort acceptable, ce qui tend à prouver qu'ils n'en ont pas conservé un trop mauvais souvenir. Mais, pour y être admis il est besoin, ils ne l'ignorent pas, de révéler un état d'esprit inquiétant soit pour eux-mêmes soit pour les autres. Aussi vont-ils raconter aux autorités qu'ils sont hantés par l'idée fixe de se tuer, ou mieux encore, selon eux, car l'effet leur paraît plus certain — de tuer quelqu'un — « *Arrêtez-moi*, disent-ils, *ça me tient... je sens que je vais faire un malheur* ». C'est à peu près, en somme, le même langage que celui adopté par le véritable obsédé, sauf l'accent de conviction qui, ici, manque absolument. C'est là une catégorie assez importante de simulateurs qu'il est fréquent de voir à l'Infirmerie spéciale. Ils y arrivent surtout quand le ciel se montre inclément, aux approches de l'hiver ; ils ont fait le sacrifice de leur liberté pour obtenir un abri et échapper aux étreintes de la misère. Ils s'obstinent peu, en général, dans leur supercherie et la confessent volontiers, heureux s'ils obtiennent un secours sur la demande du médecin qu'ils ont voulu tromper.

G) C'est une question assez complexe que celle d' l'*assistance* et de l'*internement* des épileptiques. Il y a lieu d'admettre une distinction entre ces deux modes d'intervention, quoique les deux mesures se confondent le plus souvent dans la pratique. Pour assister un épileptique on est amené à l'interner, à le rendre tributaire de la loi de 1838. Et cependant, s'il est incontestable qu'il est du devoir de la société d'assister ou d'hospitaliser tout épileptique que la fréquence et la gravité de ses accès réduit à l'indigence, il faut aussi reconnaître que cet épileptique peut être très sain d'esprit, très lucide, et que rien n'autorise à le confondre avec un aliéné. Cela est si vrai que lorsque l'expert se trouve en présence d'un délinquant épileptique, il ne conclut pas, d'ordinaire du moins, à l'irresponsabilité du seul fait de l'existence du mal comitial ; pour entraîner l'irresponsabilité il faut que l'acte incriminé soit le résultat d'une complication délirante liée aux paroxysmes comitiaux. En droit strict, l'internement s'applique seulement aux *épileptiques aliénés*, tandis que l'assistance est due aux épileptiques simples réduits à l'indigence.

Me cantonnant étroitement dans le programme, je n'ai donc à m'occuper ici, à proprement parler, que des premiers, non sans avoir fait, cependant, cette remarque qu'il nous est impossible d'affirmer que tel épileptique, simple jusque-là, le restera toujours et ne se transformera pas en épileptique aliéné qu'il faudra s'empresser de séquestrer.

D'ailleurs, la consciencieuse étude que M. Lacour avait préparée en 1891 pour le Congrès de Lyon sur « l'*assistance des épileptiques* » me laisse peu de chose à dire sur la conduite à tenir à l'égard des comitiaux. J'aurai d'ailleurs à revenir sur l'hospitalisation des épileptiques, dans le seconde partie de ce travail, à propos des dispositions législatives qui visent ces malades dans le projet de révision de la loi de 1838.

Je me bornerai à rappeler, ici, l'urgence très grande qu'il y a à interner un épileptique dont les accès tendent à revêtir la forme délirante, soit que ces troubles intellectuels accompagnent la crise convulsive ou vertigineuse, soit qu'ils s'y substituent, à titre d'*équivalents psychiques*. L'aptitude impulsive est ici à son *summum* d'intensité, et la liste est longue des attentats accomplis d'une manière aveugle et en pleine inconscience par les épileptiques. M. Parent nous en entretenait l'année dernière encore à Bordeaux et relativement à l'internement il énonçait cette proposition à laquelle on ne peut que souscrire : « Il semble évident et nécessaire que la séquestration suive tout acte délictueux ou criminel commis involontairement par un épileptique impulsif. L'impulsion, dans ce cas, est une aliénation mentale et, en tant qu'aliéné, l'épileptique doit être mis dans l'impossibilité de nuire. Pour cela il doit être interné dans un asile spécial ».

II) L'hystérie, avec ses aspects si variés, ses allures protéiformes, ses oscillations si brusques, ses exacerbations soudaines, ses dehors parfois si dramatiques et inquiétants, ses revirements instantanés, soulève les plus grosses difficultés eu égard à l'opportunité de l'internement. S'il y a un fait reconnu, c'est que cette maladie ne trouve jamais plus d'obstacles à la guérison que dans le milieu familial, on peut prétendre qu'à domicile l'hystérie *est chez elle*, c'est-à-dire dans le milieu propre à son plus complet développement, à son plus parfait épanouissement. Mon éminent prédécesseur à l'Infirmerie spéciale, Legrand du Saulle (1) qui a consacré une importante étude à la description de l'état mental des hystériques, se montre très sommaire sur les mesures à prendre à l'égard de ces malades. « Nous devons insister, dit-il, sur la nécessité de l'isolement du malade dans les cas graves. Il faut toujours se

______

(1) LEGRAND DU SAULLE, *Les hystériques* (Ballière).

défier de la sollicitude des parents, particulièrement de la mère qui se résout difficilement à traiter la jeune fille malade avec cette sorte de rigueur tempérée qui est ici nécessaire. Voilà pourquoi il est souvent indispensable d'éloigner complètement l'hystérique de sa famille et de la cloîtrer temporairement dans un établissement hydrothérapique. Le succès du traitement, la rapidité de son action tout au moins, sont au prix de cette séparation à laquelle les parents se résolvent d'habitude assez aisément. » Dix lignes et c'est tout.

Legrand du Saulle parle d'isolement dans une maison d'hydrothérapie. Mais cette mesure qui répond aux nécessités de la situation dans les degrés moyens de l'hystérie est-elle suffisante dans l'hystérie grave ? Nous ne le pensons pas. Les perversions morales profondes qui caractérisent ce degré d'hystérie constituent un véritable danger et la situation qui en résulte n'est guère compatible avec l'existence dans une maison d'hydrothérapie où l'hystérie jouit à peu près de toute sa liberté, peut poursuivre ses combinaisons mensongères, ourdir ses complots morbides et provoquer, par ses dénonciations et ses calomnies, les plus graves dangers.

Que sera-ce donc si l'hystérie s'accompagne de tels troubles intellectuels qu'on en arrive à la désigner, avec plus ou moins d'exactitude d'ailleurs, sous le nom de « *folie hystérique* » ?

« Au degré le plus avancé, dit l'auteur que je citais à l'instant, les désordres cérébraux observés chez l'hystérique ne consistent pas seulement dans une perversion des facultés affectives et dans des singularités intellectuelles significatives. A la bizarrerie du caractère, à la mobilité d'humeur, à cette tendance maladive qui porte l'hystérique à rechercher le bruit, à occuper de sa personnalité le monde qui l'entoure, s'ajoute un trouble profond des fonctions intellectuelles ; on a affaire au véritable délire, à la folie. »

Les illusions sensorielles, les troubles hallucinatoires tiennent la plus grande place dans la symptomatologie des perturbations psychiques liées à l'hystérie. Et, à ce propos, on ne peut s'empêcher de remarquer les grandes analogies qui existent entre les hallucinations de l'hystérie (Zoopsie, apparitions terrifiantes, etc. etc.) et celles qui sont sous la dépendance d'une intoxication, l'alcoolisme cérébral par exemple. Peut-être y a-t-il, là, une raison de plus d'attribuer une large part, comme certains auteurs ont déjà tenté de le faire, aux phénomènes d'auto-intoxication dans la genèse de l'hystérie ? (Gilles de la Tourette, Cathelineau, Ch. Féré).

Ce délire sensoriel est le plus souvent lié à un paroxysme convulsif ou en constitue l'équivalent. En pareil cas, il est indiqué de ne rien précipiter. Cette folie paroxystique est généralement de très courte durée, l'aspect en est très dramatique, impressionne au plus haut point l'entourage, qui, en présence de ce déchaînement, est porté à croire que l'intelligence est irrémédiablement éteinte. Le médecin ne s'en laissera pas imposer par ces dehors sensationnels, et sa sagacité clinique devra lui permettre d'entrevoir, à travers certaines manifestations caractéristiques, le lendemain de cet orage cérébro-spinal. Ses conseils devront tendre à rassurer une famille affolée, et à prescrire des mesures d'attente, on surveillera cette crise mentale comme on surveille une crise convulsive, en s'entourant de toutes les précautions nécessaires.

J'ai fréquemment observé cette expectation à l'infirmerie spéciale et, au bout de deux ou trois jours, me trouvant, non plus en présence d'un malade halluciné, surexcité, mais d'une personne calme, raisonnable, maîtresse d'elle-même, je pouvais autoriser la mise en liberté.

D'autres fois, le délire, non conditionné par un paroxysme, mais bien par l'état de dégénérescence mentale et le déséquilibre habituel des facultés, avec l'appoint d'une provocation occasionnelle, a autrement plus de *tenue*. Il se manifeste soit sous la forme maniaque, soit sous la forme mélancolique, mais ordinairement sans fixité, attendu que la mobilité des dispositions morales est ici le caractère prédominant. Les impulsions au suicide et même à l'homicide ne sont pas rares dans cette crise délirante pour laquelle l'internement s'impose.

On vient assez souvent nous consulter pour faire enfermer

des hystériques dont toute l'existence se passe sur la zone fron-
tière indécise où ce n'est déjà plus la raison et où ce n'est pas
encore la folie. La plus grande prudence est ici à observer ; et,
à moins d'actes suffisamment démonstratifs, il conviendra de
refuser un certificat d'internement. Le médecin, tout en constatant que l'hystérique, par ses allures bizarres, excentriques, par
ses exagérations singulières, son défaut de mesure en toutes
choses, son impressionnabilité maladive, ses réactions dispro-
portionnées, sa mobilité étrange, les lacunes de son jugement,
ses antipathies on ses sympathies irraisonnées, ses dispositions
au mensonge, aux dénonciations calomnieuses, son incessant
besoin d'occuper le monde de sa personne, est pour l'entourage
une cause de tourments ou même de véritables malheurs domes-
tiques, le médecin, dis-je, ne saurait aller jusqu'à délivrer un
certificat d'internement. C'est la maison d'hydrothérapie qui
convient à ces déséquilibrées, mais elles reconnaissent
rarement l'utilité de ce traitement. Il faudra prêcher la patience
aux intéressés, comme le conseille Legrand du Saulle en ces
termes empreints, d'ailleurs, d'un certain scepticisme : « On a
dit que le temps était un grand maître ; cela est vrai, dans
l'espèce, et comme l'hystérie cède au progrès de l'âge, le mari
patient est agréablement surpris en remarquant un beau jour
que le bonheur habite son foyer. Mais hélas ! que d'hommes
manquent de patience... »

1) Si la société doit assistance à l'affaibli, au dément sénile
qui survit à sa raison, elle ne peut méconnaître les obligations
analogues qu'elle a envers le débile congénital.

Le nombre de plus en plus grand des dégénérés, des faibles
d'esprit, des imbéciles et des idiots que nous vaut, en grande
partie sans doute, l'effet de l'alcoolisme sur la descendance,
devient une source d'énormes embarras et de grosses inquiétudes.

Ces formes dégénératives de la folie traînent après elles le
cortège obligé des perversions instinctives qui en forment un
des éléments constitutifs, et c'est pourtant en raison de ce

cortège même que beaucoup de ces individus, particulièrement tarés sous ce rapport, paraissent peu à leur place dans un asile d'aliénés. Ils y sont envoyés, il est vrai, non pas seulement pour leur faiblesse d'esprit, mais surtout à l'occasion d'accès d'excitation maniaque, de crises épileptiformes, de troubles sensoriels toxiques, etc. etc., tous accidents auxquels les prédispose étrangement leur déséquilibration native.

Disciplinés par le régime de l'asile, sevrés de ces boissons spiritueuses qui les jettent si aisément hors gonds ou les font verser dans le délire, ils s'affranchissent rapidement des phénomènes épisodiques qui avaient nécessité leur isolement. Mais si les motifs qui avaient provoqué la mesure de l'internement cessent ainsi, ce qui dure c'est la déséquilibration mentale, c'est l'aptitude à retomber dans les mêmes excès et à délirer sous la moindre influence.... Aussi ne les perd-on de vue que pour un temps relativement court. Dans quelques mois, dans quelques semaines, et même parfois dans quelques jours, ils vont reparaître, ramenés par les mêmes faits, et les internements se succèdent, ne constituant, en somme, qu'une mesure de protection et de traitement passablement aléatoire sinon illusoire.

Pour ceux qui vivent au milieu des difficultés d'une telle situation, il y a une véritable urgence à y remédier. Mais je n'y insiste pas davantage ici, ayant surtout à m'occuper de ce point dans la deuxième partie de ce rapport.

J) Des remarques à peu près analogues peuvent être faites au sujet des alcoolisés.

Le délire alcoolique — épisode aigu d'une intoxication chronique — est, sans conteste aujourd'hui, la forme de folie la plus fréquente.

Au congrès de 1889, je me suis appuyé sur ma statistique de l'infirmerie spéciale de la Préfecture de Police pour montrer que la folie alcoolique atteignait à Paris l'énorme proportion de 30 0/0 dans le total des cas d'aliénation mentale. Depuis, cette proportion n'a pas diminué, bien au contraire.

L'alcoolique aigu est un aliéné des plus dangereux et il n'est guère de jour où la presse ne nous entretienne d'un meurtre accompli par un délirant alcoolique.

Aux premières apparitions des troubles sensoriels, il est prudent d'aviser et de se préoccuper de l'internement. D'abord nocturnes, ces troubles tendent à devenir diurnes, mais tout en conservant plus d'acuité la nuit. Les phénomènes hallucinatoires, principalement visuels, sont mobiles, pénibles, et commandent, par leur intensité même, des réactions motrices immédiates. « Inquiet, effaré, anxieux, terrorisé, le délirant alcoolique est un panophobe irrésistiblement sollicité par le besoin de fuir un danger *immédiatement* menaçant. Mais si tout l'invite à la fuite et le pousse vers une issue quelconque, il arrive que, éperdu, affolé, il se jette aveuglément à travers les obstacles, se rue sur un ennemi imaginaire et, dans une sorte de *convulsion de la peur*, frappe avec une invincible énergie. » (1).

L'internement est donc prescrit pour le traitement de cet accès de délire et à l'effet de mettre le malade dans l'impossibilité de nuire. Mais cet internement est généralement de très courte durée, car les accidents se dissipent vite, et au bout de quelques semaines la sortie est autorisée. Eest-ce la fin ? Hélas ! ce n'est qu'un commencement le plus ordinairement et, pour certains alcooliques, on ne compte plus, tellement il est grand, le nombre de séquestrations. En l'état actuel, on peut dire que nous n'avons pas de moyens vraiment pratiques de défendre la Société contre les dangers si grands que les alcooliques font courir à sa sécurité. Ce qu'on fait est trop ou trop peu mais il faudrait entrer ici dans de plus complètes explications qui seront mieux à leur place au chapitre de la législation.

§ V

TRANSLATION DE L'ALIÉNÉ DANS UN ASILE

Telles sont, d'après une rapide revue, les indications fondamentales de l'internement.

(1) Paul GARNIER, *La folie à Paris* (Baillière, 1890).

Le diagnostic est posé et la conclusion qui s'en dégage nettement est la nécessité de l'isolement. Mais, si le médecin est convaincu, lui, que la situation exige cette mesure, il ne parvient pas toujours à faire partager cette conviction à l'entourage du malade. Des objections fort vives, et parfois presque indignées, vont l'assaillir et il devra entendre formuler toute une série de prévisions pessimistes au sujet du sort réservé au malade, du seul fait de sa translation dans un établissement spécial. On va lui porter un coup terrible... on va le maltraiter, on va provoquer, chez lui, des sentiments de haine contre sa famille qu'il accusera de se désintéresser ou de vouloir se débarrasser de lui... etc., etc. « On va le rendre tout à fait fou ! » dit-on généralement d'un aliéné dont le délire n'a pourtant plus à se compléter et n'a rien à emprunter, en tous les cas, à des conditions extérieures. Chacun propose son moyen et toute l'autorité du médecin est à peine suffisante, souvent, pour faire écarter les propositions les plus singulières sur la conduite à adopter. Sa tâche a donc, là encore, ses difficultés. Il lui faut beaucoup de fermeté, de sang-froid au milieu de cette explosion de sentiments qui méritent d'ailleurs tout son respect, car ils sont louables en eux-mêmes.

On ne peut demander à des parents frappés dans ce qu'ils ont de plus cher, de se résigner, sans effort et sans lutte, à un parti qui les heurte violemment et, dans leur ignorance des nécessités de la situation, doit leur apparaître, avant tout, comme une détermination brutale et cruelle.

Bien souvent, ils voudront essayer de s'y soustraire, demanderont tel délai, invoqueront tel ou tel prétexte d'ajournement: on verra demain... attendons .., la nuit a été meilleure. etc., etc. Très sincèrement, on essaie de gagner le médecin à une opinion opposée à celle qu'il a cru devoir émettre ; on lui signale de plus ou moins véritables accalmies, etc. Souvent aussi, ces hésitations, ces temporisations conduisent à de tels retards que la maladie prend décidément les devants, brusque la situation, force la main aux plus hésitants, et, parfois, à l'intervention de la famille doit se substituer l'intervention

administrative en raison des désordres ou des dangers résultant
de l'aggravation de l'affection mentale ; au lieu d'un placement
à titre volontaire c'est un internement d'office qui a lieu.

D'assez gros embarras se présentent fréquemment, pour la
translation de l'aliéné dans un établissement spécial. S'il s'agit
d'un inconscient, aucune difficulté sérieuse ne peut surgir. Mais,
conduire dans une maison de santé un persécuté, par exemple,
dont toute l'activité mentale persiste et s'exerce, précisément,
dans des sentiments de suspicion et de défiance, est une opé-
ration particulièrement délicate et, pour la mener à bien, il faut
à la fois beaucoup de prudence et une grande habitude du
maniement de cette catégorie de malades.

On reste souvent confondu de l'effet produit par la présence
et la parole d'un médecin, et de ce qu'il peut obtenir d'un
pauvre insensé qui résistait à tout et à tout le monde. Il y a des
mots qu'il faut savoir dire, au moment opportun, à ces déshé-
rités, mots qui les calment, les assouplissent et parfois les con-
quièrent.

Il n'en est pas moins vrai, je le répète, que le placement
une fois conseillé par le médecin et accepté par la famille,
l'exécution de la mesure n'est pas toujours chose aisée, du fait
de la résistance que peut opposer le malade. Comment faut-il
procéder ? Telle est la question à laquelle nous avons à répondre,
et nous devons aux parents des conseils dictés par l'expérience.
Lorsque l'aliéné est calme, accessible, on arrive ordinairement
à le diriger sur l'asile à l'aide d'un subterfuge, qu'excusent largement et que commandent même les nécessités de la situation.
On prétexte, par exemple, une visite à tel ou tel personnage
capable de s'employer pour donner satisfaction aux désirs et
aux réclamations formulés.

Si les défiances de l'aliéné s'opposent à la réussite de ce procédé, si tout ce qui est tenté dans ce sens échoue, ce n'est
évidemment pas une raison de renoncer au traitement par
l'isolement. Le danger étant pressant, le malade sera, au besoin,
appelé à s'expliquer devant l'autorité, représentée par le

commissaire de police par exemple. Enfin, parfois, l'excitation est telle qu'il faut abandonner tout espoir d'une action morale quelconque sur l'aliéné et recourir à la coërcition. C'est à ce moment que, pour paralyser la violence d'un fou furieux, il est si utile d'être secondé par des gardiens familiarisés avec les manifestations de la folie, habitués à ces procédés de douceur, et faits à cette habileté de main qui désarment les plus furieux, sans excès aucun dans cette contrainte qu'on est obligé d'exercer sur eux.

§ VI

CONDITIONS QUE DOIT RÉUNIR UN ASILE

Le malade est interné ; qu'il le soit d'office ou à titre volontaire, peu importe, au point de vue du traitement qui lui sera appliqué. Ce traitement, c'est déjà, il est vrai, cet isolement qui en constitue la condition fondamentale ; mais toutefois, l'isolement n'est pas absolument tout le traitement et s'il suffisait d'enfermer des aliénés pour les guérir, le médecin n'aurait pas sa place si bien marquée à la tête d'un asile.

Nous n'aurions pas l'espace autant mesuré que ce serait bien le lieu de se demander si nos établissements, tels qu'ils sont organisés, aujourd'hui, répondent d'une manière bien précise à leur destination *d'usiles de traitement*.

Les idées qui ont présidé à la construction et à l'installation des établissements spéciaux se sont ressenties trop longtemps de la préoccupation dominante, sinon exclusive, de tenir les aliénés *étroitement* et *solidement* enfermés. Sous l'impulsion des médecins, on tend enfin à renoncer à ces lourds et intimidants édifices auxquels l'internement empruntait vraiment un air d'incarcération.

Parmi bien d'autres conditions que doit réunir un asile d'aliénés pour répondre pleinement à sa destination, J. P. Fal-

ret (1) en signale trois auxquelles il attache, avec raison, la
plus grande importance : 1° l'agrément, 2° l'étendue, 3° Des
divisions nombreuses.

§ VII

UTILITÉ DES ANNEXES AGRICOLES

L'évolution qui se poursuit dans le sens d'une liberté de
plus en plus grande accordée aux aliénés dans les établissements
consacrés à leur traitement aboutira-t-elle à en abattre les
murailles ? Si cettre transformation devait un jour se produire,
il serait naturel de se demander comment l'isolement, aujour-
d'hui reconnu comme le meilleur remède à opposer à la folie,
pourrait être réalisé d'une manière suffisante. Constatons seulement pour l'instant, que des portes autrefois systématiquement closes, s'entrouvent et au point même que, dans d'autres
pays, le principe qui tend à prévaloir est celui de *l'asile aux
portes ouvertes.*

En France, jusqu'à présent, on s'est borné à reculer le plus
possible les murs d'enceinte ; nos établissements se trans-
forment, se font plus vastes, plus riants, s'annexent des exploitations agricoles et de plus en plus, perdent leur aspect sévère
et sombre.

On ne saurait trop encourager de parcilles améliorations
dans l'installation des asiles, innovations où l'étranger nous suit
de fort près, quand il ne nous devance pas. Ne négligeons rien,
non seulement de ce qui peut favoriser et hâter la guérison de
la folie, mais aussi de ce qui peut restituer à l'aliéné une part
de cette vie sociale à laquelle son délire nous contraint de
l'arracher.

Tout le monde est d'accord pour reconnaître les avantages
thérapeutiques des travaux agricoles, non pas imposés d'ailleurs,

(1) FALRET, *loc. cit.*

mais confiés à des aliénés. Occuper le malade, tel est le but auquel tous les efforts doivent tendre : le travail n'est pas salutaire seulement à l'homme sain d'esprit, il transporte jusque dans la folie ses effets bienfaisants.

Rien n'est plus propre à apaiser une douleur morale et physique, rien ne parvient mieux aussi à atténuer les lancinantes idées fixes que cette dérivation née d'une occupation régulière et autant que possible intéressante. C'est la meilleure hygiène physique et morale qui soit.

§ VIII

AVANTAGES DU NON-RESTRAINT

Pour se rendre maître de la personne d'un aliéné, le fait de le contenir entre les murs d'un asile spécial ne suffit toujours pas. Si son agitation est considérable, si ses violences sont à redouter pour lui-même ou ceux qui l'approchent, force est bien de lui limiter encore sa liberté d'action. Il est alors placé dans une division de malades, excités comme lui, où la surveillance est plus étroite. Quelquefois, on est contraint de l'isoler complètement dans une cellule. Enfin, il peut devenir nécessaire d'employer une contention directe à l'aide de moyens dont le plus usité est la camisole que M. Magnan a, depuis longtemps, déjà, avantageusement remplacée, dans son service, par le *maillot*, vêtement qui ne comporte pas de liens et restreint les mouvements désordonnés du malade, sans exercer aucune compression thoracique ou autre.

Ajoutons que l'on tend, de plus en plus, à supprimer les moyens de contention directe et que l'application du *non restraint* a donné des résultats si heureux qu'il est bien difficile de ne pas s'en déclarer partisan.

A mesure qu'on se montre plus sobre dans l'emploi des moyens coercitifs, les cas d'excessive fureur sont beaucoup moins fréquents. On observe moins cette « colère du délire » dont parlait Esquirol. Rien ne contribue mieux, en effet, à développer la frénésie de l'aliéné que l'immobilité forcée. Il est donc à souhaiter que le personnel d'un asile puisse être partout assez nombreux pour permettre de supprimer, le plus possible, les moyens coercitifs. Nous ne les voyons pour ainsi dire plus dans les asiles les mieux tenus, les mieux surveillés, et cette formule de Conolly (1) garde toute sa vérité : « négligence et coercition sont synonymes ».

§ IX

TRAITEMENT MORAL DE LA FOLIE

La contrainte morale qui a eu ses ardents adeptes tout comme la contrainte physique a eu les siens n'a guère donné de meilleurs résultats. Mais l'époque est déjà loin de cette grande controverse qui a divisé si profondément et si longtemps en deux camps les aliénistes, les uns exclusivement partisans du traitement physique, les autres, du traitement moral.

Les *organiciens* et les *psychologues* ont engagé des luttes bien vives et produit, tour à tour, des arguments qui leur paraissaient décisifs, mais ne pouvaient cependant rien changer aux positions respectives ; car, le moyen de se comprendre quand on ne parle pas le même langage scientifique ! L'exclusivisme doctrinal s'est-il d'ailleurs jamais laissé entamer !

Un homme, en France, fait surtout date dans l'histoire *du traitement moral*, c'est Leuret, qui eut la mauvaise inspiration d'appliquer, en les exagérant, les conceptions des psychologues de l'Ecole allemande : Reil, Langermann, Heinroth et Ideler (2). Il ne lui suffisait pas d'être maître de la personne de l'aliéné, il entendait aussi être maître de son esprit et, d'après lui, la coercition corporelle devait être complétée par une contrainte intellectuelle, par un enserrement syllogistique, si je puis ainsi

(1) CONOLLY, *Treatement of the insane.*
(2) LEURET, *Du traitement moral de la folie*, Paris, 1840.

dire. C'était une vraie lutte. Leuret, à Bicêtre, plaçait le malade en face de lui et le martelait à coups de raisonnements. Pour obtenir une adhésion, — j'allais dire, la confession de l'erreur, — il adjoignait à ses démonstrations des moyens d'intimidation qui laissaient le malheureux aliéné sous une impression de terreur.

Vouloir ainsi triompher de haute lutte du délire, c'est méconnaître sa nature même, c'est le confondre, dans cette intempestive tentative de redressement extemporané, avec l'erreur, comme le disait si bien mon maître tant regretté le professeur Lasègue : *l'excès d'insistance appelle l'excès de résistance*. Il semblerait, à évoquer de tels souvenirs, qu'on parle d'un autre âge, et c'est cependant vers le milieu de ce siècle que Leuret cherchait à mettre en honneur son étrange méthode.

Est-ce à dire pour cela qu'il ne faille faire aucun état d'un traitement moral ? C'est très loin de ma pensée. Mais ce traitement qu'on peut et doit appliquer aux aliénés est sans rapport aucun avec la coercition morale qu'employait Leuret et dont il n'y avait à attendre qu'un surcroît d'agitation.

Nos malades, en pénétrant dans l'asile, doivent y rencontrer autre chose qu'une entrave à leurs impulsions dangereuses, un abri contre les excitations du dehors, ou la régularité d'une médication pharmaceutique jugée indispensable.

Il faut encore qu'ils soient favorablement influencés par cette douceur, cette bienveillance, cette sympathie affectueuse que le médecin sait trouver en son cœur pour les calmer, les rassurer, et obtenir d'eux ce que l'intimidation ne leur arracherait pas.

Bon nombre de nos malades ont encore, malgré le désordre de leurs idées, assez de présence d'esprit et sont encore suffisamment conscients de la réalité des faits pour apprécier les procédés humains, les égards qu'on a pour eux. Je vois beaucoup d'anciens pensionnaires de nos asiles et je suis souvent frappé de la justesse de leurs appréciations concernant tel ou tel service et la direction médicale qui y préside. Ils ont sur les hommes et les choses des jugements auxquels se rallierait l'individu normal.

Mais, pour avoir cette action directe sur ses malades, le médecin est contraint de les bien connaître, d'être quotidiennement en contact avec eux. Il faut convenir qu'avec notre organisation actuelle attribuant cinq ou six cents malades à tel ou tel service médical, quand ce n'est pas davantage, le traitement moral *ne porte pas,* si je puis ainsi dire, la multiplicité des cas mettant le médecin trop loin de chacun d'eux.

Pour que le traitement pharmaceutique, dont d'ailleurs je ne puis m'occuper ici, et le traitement moral fussent bien conduits, il faudrait renoncer à agglomérer autant de malades dans un seul service et c'est seulement quand on aura accompli cette réforme qu'on pourra reconnaître à cette thérapeutique morale toute sa valeur. Mais, d'une façon générale, la diversion apportée au délire vaudra toujours mieux que l'objection directe faite à ce délire ; car, la première dérive de l'activité cérébrale sur un sujet étranger aux préoccupations morbides, tandis que la seconde, en concentrant précisément cette activité sur les idées maladives, n'aboutit qu'à les aviver.

Le propre de la folie étant de dépouiller l'homme de sa liberté morale et de le placer sous la dépendance de sensations, de sentiments et d'idées qui réagissent forcément sur l'ensemble de ses dispositions et de ses manifestations, il doit sembler superflu de déclarer que ce n'est pas à l'aliéné que peut s'appliquer, dans un but de traitement et d'amendement, le système de l'intimidation par la menace d'une punition. J'ai déjà dit l'erreur, à cet égard, de psychologues comme Reil, Ideler et Leuret et nous savons tous que le régime de la douche de punition a fait son temps. Toutefois, il me faut dire un mot de la doctrine hautement professée par l'un de nos distingués collègues, M. Charpentier, et libéralement appliquée par lui dans son service de Bicêtre.

Ce n'est pas sans étonnement que nous voyons, aujourd'hui, un médecin venir affirmer que la punition infligée à un aliéné est un moyen susceptible d'apporter une heureuse modification dans son délire. Mais je ne crois pas qu'il faille trop s'émouvoir de cette assertion et voici pourquoi. Notre collègue est à la tête

d'un service qui diffère sensiblement d'un service ordinaire ;
une population d'aliénés a ses *mauvaises têtes* comme toute autre
collection d'individus : ce sont les débiles pervers, les fous
moraux en perpétuelle fermentation de révolte, êtres mixtes ou
tant soit peu hybrides avec leur mélange de folie et de lucidité,
dont j'aurai à parler plus amplement dans la partie de ce
mémoire consacrée à la législation. Tels sont surtout les
malades de M. Charpentier. Dans ces conditions, on s'explique
mieux ses procédés thérapeutiques. Car, tout permet de supposer
que les punitions qu'il inflige s'appliquent uniquement à ces
individus qu'il faudrait précisément placer dans des asiles-prisons
où ils seraient soumis à une direction non seulement médicale
mais aussi disciplinaire.

§ X

OPPORTUNITÉ DES VISITES

Les raisons qui militent, au point de vue thérapeutique, en
faveur d'une mesure ayant pour résultat de séparer l'aliéné de
son milieu habituel, de ses proches et de le soustraire à ces
causes de surexcitation que ceux-ci provoquent si souvent sans
s'en rendre compte, ces raisons, dis-je, sont les mêmes qui
semblent indiquer la nécessité d'une très grande réserve dans
l'autorisation des visites. Ici, d'ailleurs, tout est affaire d'espèce
et tout ce qu'il est permis de dire c'est que, en thèse générale,
ces visites sont fâcheuses dans les phases aiguës de toute affection mentale et, le plus souvent aussi, tout à fait au début de la
période d'internement.

Telle est au moins la manière de voir et telle est la pratique
de la très grande majorité des aliénistes. Mais je dois ici une
mention à l'opinion adverse émise très catégoriquement par

M. Marandon de Montyel (1). Dans un tout récent mémoire,
notre distingué collègue annonce une révolution complète dans
nos usages et nos méthodes. L'isolement, selon lui, est une
mesure détestable en tant que mesure destinée à séparer le
malade de sa famille. Il faut l'enlever à son milieu mais non
à ses parents. En opposition absolue avec les enseignements
de tous les maîtres de la médecine mentale, il voit dans le fait
de rompre les relations avec la famille une entrave à la guérison.

Il proclame les bienfaits des *visites à volonté*, sans fixation
de jour et d'heure, les portes de l'asile sont largement ouvertes,
et parents et malades vont, viennent, sortent, rentrent, se
décident au gré de leur désir à une villégiature dans les environs,
à une collation sur l'herbe, etc., etc. C'est la liberté la plus
absolue. « Si j'interviens, dit M. Marandon de Montyel, ce n'est pas
pour interdire les visites, mais pour inviter les parents à venir
le plus tôt possible et à ne pas trop tarder à revenir. Je laisse
voir tout le monde, même les furieux... Donc, liberté absolue
des visites, quel que soit le malade et quel que soit le jour, voilà
le principe vrai. »

L'expérience tentée par M. Marandon de Montyel, expérience
dont il se loue sur tous les points, mérite assurément la plus
grande considération. Elle a pour but d'innover en France
l'*asile aux portes ouvertes* qui aurait déjà donné de bons résultats à l'étranger. Mais il est permis de se demander si le bon
ordre, indispensable dans un asile, n'est pas profondément
troublé par une liberté aussi absolue, et si de graves accidents
ne sont pas à redouter, dans ce contact très fréquemment répété
et très peu surveillé des malades avec leurs parents. M. Marandon de Montyel comprendra donc qu'on hésite quelque peu à
l'imiter, malgré son enthousiasme pour la nouvelle méthode qui
constitue, en effet, comme il le dit, toute une révolution. Il
appartiendra au temps de la juger.

(1) MARANDON DE MONTYEL, Nouvelle hospitalisation des aliénés (*An.
méd. psych.* 1896).

§ XI

AVANTAGES DES SORTIES A TITRE D'ESSAI

Où l'accord est plus complet, c'est sur la question des *sorties provisoires* et *à titre d'essai*. Lorsqu'un malade est très amélioré et semble guéri, il peut être utile de ne pas rompre d'emblée avec les liens qui le rattachent à l'asile et il serait, d'autre part, nuisible d'agir avec lui comme au temps où son affection mentale obligeait à le tenir enfermé. Une transition est ménagée ; on accorde des congés qui permettent de graduer, en quelque sorte, le retour à la liberté complète, et de juger, à l'aide de quelques expériences de ce genre, si la sortie définitive peut être autorisée. Je sais bien que cette manière de procéder n'est pas sans entraîner quelques incidents fâcheux et quelques difficultés d'ordre administratif. Mais la somme des avantages paraît largement supérieure à celle des inconvénients.

§ XII

DES SIGNES DE LA GUÉRISON

Le soin apporté au traitement de la folie, en nous prescrivant de procéder, le plus rapidement possible, à l'internement, afin d'augmenter les chances de guérison, nous commande non moins impérieusement de le faire cesser dès que cette guérison est obtenue. La prolongation du séjour à l'asile, pour une personne bien et dûment guérie, ne peut qu'avoir, en effet, des résultats fâcheux, susciter une irritation nuisible à un équilibre cérébral qui n'est évidemment pas d'une solidité à toute épreuve. Voilà donc ce que nous indique une bonne thérapeutique, sans compter, pour l'instant, ce que nous commande d'autre part la loi.

Mais, se prononcer sur la question de la guérison d'un aliéné n'est pas toujours une tâche aisée. Quels sont donc les signes qui décèlent que la raison a repris ses droits, et cela d'une manière suffisamment durable pour que la sortie soit thérapeutiquement opportune ? Il y a, en effet, à faire la part des maladies à accès, à paroxysmes, dont les rémissions — d'autres plus optimistes disent guérisons — sont de si courtes durée que le lendemain n'est jamais assuré. Un court intervalle lucide nous déterminera-t-il à nous comporter comme s'il s'agissait d'une guérison et à signer la sortie ? Evidemment non.

Dans les formes aiguës de l'aliénation mentale, formes à évolution généralement assez régulière, la guérison est annoncée par des caractères bien tranchés, tant au physique qu'au moral ; par exemple, dans les formes primaires ou élémentaires comme la mélancolie et la manie ou excitation maniaque. Mais les difficultés sont tout autres dans le délire des persécutions, quelle qu'en soit la variété. Là, nous avons à compter avec la dissimulation possible des idées délirantes et des troubles hallucinatoires ; la plus grande circonspection s'impose, d'autant mieux que la guérison est rare en pareil cas. Je pourrais citer bien des faits dont j'ai été appelé à m'occuper soit à l'Infirmerie spéciale, soit dans ma pratique médico-légale, faits qui démontrent la fréquence relative des attentats commis par des aliénés dans les jours, ou même les heures, qui suivaient leur sortie. On ne saurait, quand on est appelé à statuer sur des cas de cette nature, trop se rappeler l'adresse et la ténacité avec lesquelles certains délirants persécutés masquent leur véritable état moral. La prudence la plus élémentaire exige au moins qu'on ne se contente pas de réponses évasives.

Le persécuté réticent et dissimulateur élude les questions et s'arrange de son mieux pour ne pas s'expliquer sur des troubles qu'il accusait autrefois. Une attitude aussi suspecte ne pourra que mettre en garde.

Les épileptiques sujets, de loin en loin, à des crises délirantes impulsives extraordinairement dangereuses sont aussi une cause d'embarras très grands. Quelle décision doit prendre le médecin d'asile en présence d'un épileptique interné à la suite de violences graves, d'un meurtre ? ... Des années se sont passées sans manifestations nouvelles..., le calme ne s'est pas démenti. Et cependant, un énorme point d'interrogation se dresse et assombrit l'avenir. La crise délirante peut reparaître, tout prochainement peut-être, et entraîner un nouvel attentat. Que faire ? Il n'y a pas de situation plus difficile. La responsabilité est tellement lourde qu'on peut estimer utile de ne pas la faire peser uniquement sur le chef de service. J'aurai d'ailleurs l'occasion de revenir sur ce point dans la discussion des dispositions législatives.

§ XIII

CHIFFRE DES GUÉRISONS

Il ne saurait être question de produire ici des statistiques destinées à montrer quelle est la proportion des guérisons qu'on peut obtenir par l'internement, le principal moyen thérapeutique dont nous disposons contre la folie. Je répéterai seulement que, de l'avis de tous les aliénistes, les chances de guérisons sont d'autant plus grandes que le placement est fait à une date plus rapprochée du début de la maladie. Maudsley (1) a cru pouvoir fournir, à ce propos, les données suivantes : « Les chances sont de *quatre contre une* lorsqu'on a employé un traitement efficace dans les trois premires mois de la maladie ; mais elles ne sont guère plus de *une sur quatre*, quand la maladie a déjà duré douze mois ». Guislain (2) avait dit, déjà, que la curabilité de la folie est de 60 0/0 dans le premier mois et tombe à 25 0/0 dès le second et qu'à la fin de la première année l'aliénation devient à peu près incurable.

Rien de variable d'ailleurs comme le chiffre des guérisons

(1) MAUDSLEY, *Pathologie de l'esprit*.
(2) GUISLAIN, *Leç. sur les mal. ment.*

d'après l'origine des statistiques. Celles-ci, en effet ne sont pas établies dans les mêmes conditions ; suivant la judicieuse remarque de M. Bouchereau, au Congrès de Lyon (1) « il est des asiles qui reçoivent beaucoup d'alcooliques ; ces établissements peuvent fournir une proportion assez grande de guérisons ; d'autres, au contraire, sont peuplés presque exclusivement de déments. et le chiffre des guérisons y descend à zéro ».

D'une manière générale, il ne semble pas qu'on obtienne dans le traitement de la folie tout ce qu'on pourrait obtenir, et M. le Professeur Pierret (2), au Congrès de Lyon, en 1891, a cru devoir signaler une situation qui n'est pas précisément brillante, c'est la progression décroissante du chiffre des guérisons tombé de 30 0/0, proportion indiquée en 1853, à 20 0/0, proportion actuelle.

Il attribue surtout cette décroissance au retard apporté dans l'internement des aliénés pauvres, inoffensifs. La proportion des guérisons dans les asiles privés est notablement plus élevée et ce résultat est dû, en grande partie, sans doute, à une intervention thérapeutique plus hâtive.

Une remarque importante, me semble-t-il, est à faire au sujet de cet abaissement de la proportion des guérisons. Les incurables et les déments sont arrivés à former dans la plupart de nos asiles un contingent très élevé qui pèse, si l'on peut ainsi parler, sur nos statistiques. S'il est établi (et je crois que cela est,) que la proportion de ces déments, qui forment, maintenant, comme les couches profondes de la population d'un asile, n'était pas si élevée autrefois, les choses ne sont plus égales et la comparaison statistique est viciée. Au demeurant, je suis disposé à croire que l'abaissement dans le chiffre des guérisons est plus apparent que réel.

A ce point de vue, la division de nos établissements en *asiles de traitements* et en *asiles d'incurables* s'annoncerait comme une innovation assez séduisante ; assurément, pour les

(1) *Compte rendu du Congrès de Lyon*, 1891.
(2) *Compte rendu du Congrès de Lyon*, 1891.

premiers, qui seraient destinés à recevoir les formes aiguës de la folie, la proportion des guérisons pourrait s'élever environ à 50 0/0. Mais, si cette division présente des avantages, elle offre aussi de grands inconvénients et il n'est pas démontré, du tout, que ce soit là le progrès, en dépit des considérations qui plaident en faveur de la création d'asiles essentiellement actifs, allégés de ce contingent de chroniques.

Fonder des établissements avec le dessein arrêté de graver à leur frontispice « *lasciate ogni speranza* », n'est-ce pas admettre, en quelque sorte, qu'il y a des malades dont il est permis de se désintéresser, sinon au point de vue de l'assistance, du moins au point de vue du traitement ? J. P. Falret (1) s'est élevé avec beaucoup de force contre cette idée de construire des asiles distincts : « Faire, dit-il, deux espèces d'asiles, les uns pour les curables, les autres pour les incurables, c'est d'abord trancher la difficulté la plus grande, celle de la non-curabilité, tandis que la science ne permet pas d'être positif à cet égard. Je viens m'inscrire contre la réalisation d'un plan que je regarde comme très funeste pour les aliénés, pour le sentiment de famille, la morale publique et pour la science médicale. Alors même que l'incurabilité serait bien déterminée par un médecin expérimenté, n'aurait-on pas à redouter, dans un grand nombre de circonstances, que les aliénés jugés incurables ne conservassent assez de raison pour apprécier ce jugement et assez de sensibilité pour s'en affliger. Cette mesure si pénible pour les aliénés, si injuste envers eux, blesse plus profondément encore les familles qui, faisant cause commune avec leurs malades, en apprécient mieux toute la portée et tout le malheur ».

Désencombrons, comme je le disais plus haut, nos asiles des affaiblis et des séniles qui n'y sont pas à leur place, qu'on crée pour eux des hospices, *mais sans les placer sous le régime de la loi relative aux aliénés*, et on aura réalisé à peu près, je

____

(1) J. P. FALRET, *loc. cit.*

crois, tout ce qui peut être entrepris en vue de l'allègement dont je parlais tout à l'heure.

§ XIV

NÉCESSITÉ D'UN PATRONAGE DES ALIÉNÉS CONVALESCENTS

L'aliéné est guéri ; la liberté lui est rendue. Mais combien précaire est souvent la situation cérébrale de nos anciens malades et que de rechutes n'avons-nous pas à enregistrer tous les jours ! Fait-on, pour parer aux risques de ces rechutes, fait-on pour les aliénés convalescents tout ce qu'on devrait faire ? Les protège-t-on, les soutient-on efficacement dans cette phase si difficile où, à leur sortie de l'asile, ils trébuchent aisément et se trouvent aux prises avec les difficultés de l'existence, difficultés accrues par leur passé pathologique ? Il faut avouer que le patronage des aliénés convalescents n'a pas le développement qu'il devrait avoir. Des médecins animés d'un esprit de haute philanthropie ont estimé que leur tâche n'était pas encore finie lorsque leurs malades les quittaient guéris ; ils ont pensé, autant avec leur cœur qu'avec leur intelligence, que leur action morale et secourable devait se prolonger et suivre au dehors les convalescents (1).

Combien est précieuse, en effet, pour le malade d'hier, cette main tendue. Devant l'ouvrier qui sort d'une *maison de fous,* les portes des ateliers se ferment trop souvent. « Cette société marâtre par indifférence, cruelle par préjugé » dont parlait éloquemment David Richard, directeur de l'asile de Stephansfeld, au Congrès de Strasbourg, en 1842, le repousse parce qu'elle le redoute.

Mais tout a été dit et bien dit sur cette question, par M. Giraud, au Congrès de La Rochelle, en 1893, et nous ne

(1) Voir pour l'œuvre de patronage des aliénés fondée par J. P. FALRET BAILLARGER et MÉTIVIÉ, le rapport de M. GIRAUD, *Congrès de La Rochelle,* 1893.

pouvons que soubaiter la prompte réalisation des vœux votés par cette assemblée sur les conclusions de notre distingué collègue.

Il y a beaucoup à faire dans cette voie.

Il est bien attristant de voir — et pour ma part je ne le constate que trop fréquemment au Dépôt — des malheureux poussés au désespoir par leur état de détresse, et par le refus qu'on leur oppose quand ils sollicitent du travail. A notre époque, cet abandon de l'aliéné convalescent ne devrait pas être constaté. Il n'y a pas, pourtant, de meilleur emploi de l'ardeur secourable de nos administrations publiques ou des œuvres de bienfaisance et de patronage dues à l'initiative privée, que l'aide à prêter à un malheureux qui vient de subir cette immense infortune de perdre la raison, se ressaisit enfin et demande à reprendre sa place dans la société.

Cette place, il conviendrait de la lui faire facile et douce, puisque c'est un faible qui a droit à toute notre protection.

DEUXIÈME PARTIE

Dispositions législatives relatives à l'internement des aliénés.

———

La portée véritable d'une loi sur le régime des aliénés réside dans celles de ses dispositions qui règlent l'internement des personnes frappées d'aliénation mentale, dispositions qui en sont comme la clé de voûte.

C'est dire que notre programme comporte plus que la discussion de telle ou telle partie plus ou moins accessoire, il nous crée l'obligation de discuter le principe et l'essence même de cette loi.

L'étroitesse du cadre où l'on se meut dans un rapport comme celui-ci, s'oppose pourtant à des considérations tant soit peu développées et c'est presque au seul énoncé des faits que nous devrons nous en tenir le plus souvent.

§ I

LE RÉGIME DES ALIÉNÉS AVANT LA LOI DU 30 JANVIER 1838

S'il est humain de s'inquiéter de la situation de l'aliéné, s'il est sage de l'isoler dans le but d'essayer de le guérir et de prémunir la société contre ses égarements, il est prudent, également, d'entourer cette mesure de garanties légales devant s'appliquer tout aussi bien à l'intervention de la famille (placement volontaire) qu'a l'intervention administrative (placement d'office).

C'est pourquoi nous voyons les deux questions, celle de la

thérapeutique ou de l'assistance et celle de la législation, se présenter ensemble, se relier étroitement l'une à l'autre et marcher parallèlement.

Jusqu'en 1790, la législation reste muette. A ce moment, dans de vagues ébauches de réglementation, on commence à se préoccuper « de la constatation médicale de l'état des personnes *détenues* pour cause de démence, afin de les élargir ou de les faire traiter dans des hôpitaux qui seraient ultérieurement indiqués ». Au cours de cette période de tâtonnements législatifs qui nous mènera jusqu'en 1838, se font jour des tendances que traduit bien la lettre suivante adressée, le 15 thermidor an IX, par le Garde des sceaux au ministre de l'Intérieur.

« Je pense que l'autorité administrative, pour obvier aux
« événements qui pourraient résulter de la liberté laissée à un
« aliéné, est autorisée par l'article 3 de la loi du 24 août 1790,
« à le faire arrêter et placer provisoirement dans un *dépôt de*
« *sûreté ;* mais cette mesure toute provisoire, ne peut jamais
« dispenser de faire prononcer définitivement sur son état par
« les tribunaux ; c'est à eux seuls qu'il appartient de déclarer
« par *jugement* la démence des individus qui en sont atteints,
« après les avoir interrogés, entendu les témoins et fait vérifier
« leur état par des officiers de santé. C'est, au surplus, à leurs
« parents ou au ministère public à provoquer ces jugements. »

Nous retrouverons, à près d'un siècle de distance, la même opinion inscrite dans le projet de revision de la loi du 30 juin 1838.

En somme, il n'existait, avant le vote de cette loi, dans la préparation de laquelle Esquirol et Ferrus jouèrent un rôle important, que des règlements administratifs extrêmement divers et confus. Suivant les régions, les formalités adoptées pour l'internement variaient considérablement.

L'œuvre du législateur de 1838 eut pour premier avantage de substituer des dispositions légales uniformes à des coutumes d'une diversité et d'une confusion infinies.

§ II

L'INTERNEMENT DES ALIÉNÉS RÉGLÉ PAR LA LOI DE 1838

Quand on se reporte aux longs débats qui précédèrent et éclairèrent ce vote, on reste frappé de l'ampleur donnée à la discussion parlementaire et de la hauteur de vues dont firent preuve les hommes qui y prirent part. Tout montre l'importance considérable qu'on attachait, à si juste titre, à cette réglementation fondamentale qui venait prendre une place honorable dans l'arsenal de nos lois.

La législation s'inspira vraiment des sentiments les plus nobles et les plus élevés. Comme le disent les inspecteurs généraux, Constans Lunier et Duménil, dans leur remarquable rapport adressé en 1874, au ministre de l'Intérieur « ces débats attestent l'immense et unanime désir de faire le bien et, finalement, la conviction qu'on venait d'en fournir les moyens ».

Il me paraît superflu de reproduire ici le texte entier de la loi du 30 juin 1838, dont les dispositions sont présentes à l'esprit de tous. Il ne sera sans doute pas inutile, toutefois, de transcrire, chemin faisant, les termes des articles visant plus spécialement l'internement, pour les comparer aux articles correspondants introduits dans le projet de révision.

Au point de vue de l'attribution des pouvoirs, le caractère principal de la loi de 1838 a été d'en confier l'application ou l'exécution à l'autorité administrative, et d'accorder à l'intervention médicale le rôle qui lui revenait, sans doute, puisque la folie est une maladie et que l'internement est avant tout une mesure d'ordre thérapeutique sur laquelle l'homme de l'art est seul apte à se prononcer.

Après avoir prescrit, par son article 1er, l'obligation pour chaque département d'avoir un établissement public spécialement consacré à recevoir et à soigner les aliénés ou de traiter, à cet effet, avec un asile public ou privé, après avoir établi que les asiles publics (art. 2) comme les asiles privés (art. 3) sont placés sous la surveillance de l'autorité publique, elle précise, avec toute la rigueur possible, les garanties apportées à la stricte application de ses dispositions, par une surveillance qui ne met pas seulement en œuvre le pouvoir administratif, mais réclame encore le contrôle du pouvoir judiciaire.

C'est, en effet, ce qu'implique cet art 4 ci-dessous transcrit, que les détracteurs de la loi de 1838 auraient bien dû méditer avant de proclamer ses imperfections.

ART. 4. — Le préfet et les personnes spécialement déléguées à cet effet par lui ou par le ministre de l'Intérieur, le président du Tribunal, le procureur du Roi, le juge de paix, le maire de la commune sont chargés de visiter les établissements publics ou privés consacrés aux aliénés. Ils recevront les réclamations des personnes qui y seront placées, et prendront, à leur égard, tous renseignements propres à faire connaître leur position.

Les établissements privés seront visités, à des jours indéterminés, une fois au moins chaque trimestre, par le procureur du Roi de l'arrondissement. Les établissements publics le seront de la même manière une fois au moins par semestre.

Les garanties contenues dans cet art. 4 sont fondamentales ; c'est peut-être à leur sujet que la discussion fut la plus vive dans les deux Chambres. Beaucoup d'orateurs s'élevèrent contre le nombre si grand des visites de contrôle administratif et judiciaire, en faisant valoir qu'on révélerait ainsi ce que les familles voulaient cacher, qu'on troublerait les malades et retarderait leur guérison.

La loi du 30 juin 1838 distingue en même temps que deux classes d'aliénés, deux sortes de placement qui diffèrent par la qualité des personnes qui les provoquent et par les formalités à remplir.

Elle admet que tout individu atteint d'aliénation mentale peut être l'objet d'un *placement volontaire* à la requête des particuliers, parents, amis, tandis que le *placement d'office*, ou placement administratif, ne peut viser que les personnes dont l'état d'aliénation mentale compromet l'ordre public ou la sûreté des

personnes. C'est le préfet de police à Paris, et, dans les départements, les préfets qui ordonnent alors la collocation dans un
asile d'aliénés.

Toutes ces dispositions qui règlent l'internement soit volontaire, soit d'office, dominent trop la question que nous traitons
pour que nous puissions omettre de les faire figurer dans ce rapport et nous aurons à examiner plus loin celles que le projet de
révision veut leur substituer. Voici, à cet égard, les articles
essentiels de la loi du 30 juin 1838.

TITRE II

DES PLACEMENTS FAITS DANS LES ÉTABLISSEMENTS D'ALIÉNÉS

SECTION I

Des placements volontaires.

ART. 8. — Les chefs ou préposés responsables des établissements
publics et les directeurs des établissements privés et consacrés aux
aliénés ne pourront recevoir une personne atteinte d'aliénation mentale,
s'il ne leur est remis :

1° Une demande d'admission contenant les noms, profession, âge et
domicile, tant de la personne qui la formera que de celle dont le placement sera réclamé, et l'indication du degré de parenté, ou, à défaut, de
la nature des relations qui existent entre elles.

La demande sera écrite et signée par celui qui la formera, et, s'il ne
sait pas écrire, elle sera reçue par le maire ou le commissaire de police
qui en donnera acte.

Les chefs, préposés ou directeurs, devront s'assurer, sous leur responsabilité, de l'individualité de la personne qui aura formé la demande,
lorsque cette demande n'aura pas été reçue par le maire ou le commissaire de police.

Si la demande d'admission est formée par le tuteur d'un interdit, il
devra fournir, à l'appui, un extrait du jugement d'interdiction.

2° Un certificat de médecin constatant l'état mental de la personne à
placer, et indiquant les particularités de sa maladie et la nécessité de
faire traiter la personne désignée dans un établissement d'aliénés et de
l'y tenir renfermée.

Ce certificat ne pourra être admis, s'il a été délivré plus de quinze
jours avant sa remise au chef ou directeur ; s'il est signé d'un médecin

attaché à l'établissement, ou si le médecin signataire est parent ou allié, au second degré inclusivement, des chefs ou propriétaires de l'établissement, ou de la personne qui fera effectuer le placement.

En cas d'urgence, les chefs des établissements publics pourront se dispenser d'exiger le certificat du médecin.

3° Le passe-port ou toute autre pièce propre à constater l'individualité de la personne à placer.

Il sera fait mention de toutes les pièces produites dans un bulletin d'entrée, qui sera renvoyé dans les 24 heures, avec un certificat du médecin de l'établissement, et la copie de celui ci-dessus mentionné, au préfet de police à Paris, au préfet ou au sous-préfet dans les communes, chefs-lieux de département ou d'arrondissement, et aux maires dans les autres communes. Le sous-préfet ou le maire en fera immédiatement l'envoi au préfet.

ART. 9. — Si le placement est fait dans un établissement privé, le préfet, dans les trois jours de la réception du bulletin, chargera un ou plusieurs hommes de l'art de visiter la personne désignée dans ce bulletin, à l'effet de constater son état mental et d'en faire rapport sur le champ. Il pourra leur adjoindre telle autre personne qu'il désignera.

ART. 10. — Dans le même délai, le préfet notifiera administrativement les noms, profession et domicile, tant de la personne placée que de celle qui aura demandé le placement, et les causes du placement : 1° au procureur du roi de l'arrondissement du domicile de la personne placée ; 2° au procureur du roi de l'arrondissement de la situation de l'établissement : ces dispositions seront communes aux établissements publics et privés.

ART. 11. — Quinze jours après le placement d'une personne dans un établissement public ou privé, il sera adressé au Préfet, conformément au dernier paragraphe de l'art. 8, un nouveau certificat du médecin de l'établissement ; ce certificat confirmera ou rectifiera, s'il y a lieu, les observations contenues dans le premier certificat, en indiquant le retour plus ou moins fréquent des accès ou des actes de démence.

ART. 12. — Il y aura, dans chaque établissement, un registre coté et paraphé par le maire, sur lequel seront immédiatement inscrits les noms, profession, âge et domicile des personnes placées dans les établissements, la mention du jugement d'interdiction, si elle a été prononcée, et le nom de leur tuteur ; la date de leur placement, les noms, profession et demeure de la personne parente ou non parente qui l'aura demandé. Seront également ment inscrits sur ce registre : 1° Le certificat du médecin joint à la demande d'admission ; 2° ceux que le médecin de l'établissement devra adresser à l'autorité, conformément aux art. 8 et 11.

Le médecin sera tenu de consigner sur ce registre, au moins tous les mois, les changements survenus dans l'état mental de chaque malade. Ce registre constatera également les sorties et les décès.

Ce registre sera soumis aux personnes qui, d'après l'art. 4, auront le droit de visiter l'établissement, lorsqu'elles se présenteront pour en faire la visite ; après l'avoir terminée, elles apposeront sur le registre leur *visa*, leur signature et leurs observations, s'il y a lieu.

ART. 13. — Toute personne placée dans un établissement d'aliénés cessera d'y être retenue aussitôt que les médecins de l'établissement auront déclaré, sur le registre énoncé en l'article précédent, que la guérison est obtenue.

S'il s'agit d'un mineur ou d'un interdit, il sera donné immédiatement avis de la déclaration des médecins aux personnes auxquelles il devra être remis, et au Procureur du Roi.

ART. 14. — Avant même que les médecins aient déclaré la guérison, toute personne placée dans un établissement d'aliénés cessera également d'y être retenue, dès que la sortie sera requise par l'une des personnes ci-après désignées, savoir :

1º Le curateur nommé en exécution de l'art. 38 de la présente loi ;

2º L'époux ou l'épouse ;

3º S'il n'y a pas d'époux ou d'épouse, les ascendants ;

4º S'il n'y a pas d'ascendants, les descendants.

5º La personne qui aura signé la demande d'admission, à moins qu'un parent n'ait déclaré s'opposer à ce qu'elle use de cette faculté sans l'assentiment du conseil de famille.

S'il résulte d'une opposition notifiée au chef de l'établissement par un ayant-droit, qu'il y a dissentiment, soit entre les ascendants, soit entre les descendants, le conseil de famille prononcera.

Néanmoins, si le médecin de l'établissement est d'avis que l'état mental du malade pourrait compromettre l'ordre public et la sûreté des personnes, il en sera donné préalablement connaissance au maire, qui pourra ordonner immédiatement un sursis provisoire à la sortie, à la charge d'en référer, dans les 24 heures, au Préfet. Ce sursis provisoire cessera de plein droit à l'expiration de la quinzaine, si le préfet n'a pas, dans ce délai, donné l'ordre contraire, conformément à l'art. 21 ci-après. L'ordre du maire sera transcrit sur le registre tenu en exécution de l'art. 12.

En cas de minorité ou d'interdiction, le tuteur pourra seul requérir la sortie.

ART. 15. — Dans les 24 heures de la sortie, les chefs, préposés ou directeurs en donneront avis aux fonctionnaires désignés dans le dernier paragraphe de l'art. 8, et leur feront connaître le nom et la résidence des personnes qui auront retiré le malade, son état mental au moment de sa sortie, et, autant que possible, l'indication du lieu où il aura été conduit.

Art. 16. — Le préfet pourra toujours ordonner la sortie immédiate des personnes placées volontairement dans les établissements d'aliénés.

Art. 17. — En aucun cas, l'interdit ne pourra être remis qu'à son tuteur, et le mineur qu'à ceux sous l'autorité desquels il est placé par la loi.

SECTION II

Des placements ordonnés par l'autorité publique.

Art. 18. — A Paris, le préfet de police, et dans les départements, les préfets, ordonneront d'office le placement dans un établissement d'aliénés, de toute personne interdite ou non interdite, dont l'état d'aliénation compromettrait l'ordre public ou la sûreté des personnes.

Les ordres des préfets seront motivés et devront énoncer les circonstances qui les auront rendus nécessaires. Ces ordres, ainsi que ceux qui seront donnés conformément aux art. 19, 20, 21 et 23, seront inscrits sur un registre semblable à celui qui est prescrit par l'art. 12 ci-dessus, dont toutes les dispositions seront applicables aux individus placés d'office.

Art. 19. — En cas de danger imminent, attesté par le certificat d'un médecin, ou par la notoriété publique, les commissaires de police à Paris, et les maires dans les autres communes, ordonneront à l'égard des personnes atteintes d'aliénation mentale, toutes les mesures provisoires nécessaires, à la charge d'en référer dans les 24 heures au préfet, qui statuera sans délai.

Art. 20. — Les chefs, directeurs ou préposés responsables des établissements, seront tenus d'adresser aux préfets, dans le premier mois de chaque semestre, un rapport rédigé par le médecin de l'établissement sur l'état de chaque personne qui y sera retenue, sur la nature de sa maladie et les résultats du traitement.

Le préfet prononcera sur chacune individuellement, ordonnera sa maintenue dans l'établissement ou sa sortie.

Art. 21. — A l'égard des personnes dont le placement aura été volontaire, et dans le cas où leur état mental pourrait compromettre l'ordre public ou la sûreté des personnes, le préfet pourra, dans les formes tracées par le deuxième paragraphe de l'art. 18, décerner un ordre spécial, à l'effet d'empêcher qu'elles ne sortent de l'établissement sans son autorisation, si ce n'est pour être placées dans un autre établissement.

Les chefs, directeurs ou préposés responsables, seront tenus de se conformer à cet ordre.

Art. 22. — Les procureurs du Roi seront informés de tous les ordres donnés en vertu des art. 18, 19, 20 et 21.

Ces ordres seront notifiés au maire du domicile des personnes soumises au placement, qui en donnera immédiatement avis aux familles.

Il en sera rendu compte au ministre de l'intérieur.

Les diverses notifications prescrites par le présent article seront faites dans les formes et délais énoncés en l'art. 10.

Art. 23. — Si, dans l'intervalle qui s'écoulera entre les rapports ordonnés par l'art. 20, les médecins déclarent sur le registre tenu en exécution de l'art. 12, que la sortie peut être ordonnée, les chefs, directeurs ou préposés responsables des établissements seront tenus, sous peine d'être poursuivis conformément à l'art. 30 ci après, d'en référer aussitôt au préfet, qui statuera sans délai.

Art. 24. — Les hospices et hôpitaux civils sont tenus de recevoir provisoirement les personnes qui leur seront adressées en vertu des art. 18 et 19, jusqu'à ce qu'elles soient dirigées sur l'établissement spécial destiné à les recevoir, aux termes de l'art. 1er, ou pendant le trajet qu'elles feront pour s'y rendre.

Dans toutes les communes où il existe des hospices ou hôpitaux, les aliénés ne pourront être déposés ailleurs que dans ces hospices ou hôpitaux. Dans les lieux où il n'en existe pas, les maires devront pourvoir à leur logement, soit dans une hôtellerie, soit dans un local loué à cet effet.

Dans aucun cas, les aliénés ne pourront être conduits avec les condamnés ou les prévenus, ni déposés dans une prison.

Ces dispositions sont applicables à tous les aliénés dirigés par l'administration sur un établissement public ou privé.

En résumé, pour opérer le placement volontaire d'un malade les formalités suivantes sont prescrites : Présenter : 1° une demande d'admission contenant les noms, profession, âge et domicile tant de la personne qui la formera que de celle dont le placement est demandé; 2° un certificat médical constatant la maladie et la nécessité de faire traiter la personne désignée dans un établissement d'aliénés et de l'y tenir enfermée ; 3° une pièce d'identité... passeport, etc.

Au chapitre des placements volontaires, aucun article ne vise la condition d'un malade qui, conscient de son état, ferait lui-même la demande de son placement.

Dans la mesure du placement volontaire, comme dans celle du placement d'office — car l'arrêté du Préfet est motivé et, par conséquent, s'appuie sur une constatation de l'homme de l'art — l'intervention du médecin est jugée nécessaire et c'est en somme son attestation qui est la formalité la plus importante. Et vraiment, peut-il en être autrement dans un fait d'ordre pathologique, car la folie est avant tout une maladie qu'il faut traiter. Cette intervention n'est pas seulement nécessaire pour l'admission ; elle s'exerce, aussi, et devient aussitôt après l'entrée, une mission de contrôle quand le médecin est délégué par l'autorité et c'est là, comme le remarque Tardieu (1), l'une des garanties les plus sérieuses qu'ait formulées la loi.

Les médecins qui en sont chargés doivent se faire représenter toutes les pièces produites pour opérer le placement du malade, en vérifier la teneur, constater notamment si le certificat médical est rédigé conformément aux prescriptions que nous venons de rappeler et procéder, ensuite, à l'examen direct de l'aliéné sur l'état duquel il doit faire à l'administration supérieure un rapport détaillé.

Sur ce certificat de contrôle aucune objection, aucune difficulté, mais où les critiques ont été vives et passionnées c'est contre le certificat d'admission qui émane du médecin traitant, du médecin de la famille. On s'est élevé contre ce pouvoir attribué à un médecin, faillible après tout, et, sans examiner plus au fond les choses, on a prétendu que c'était, là, l'unique garantie de la nécessité de l'internement, alors que, au contraire, cette décision reste subordonnée dans ses effets à un contrôle médical, administratif et judiciaire.

Toujours est-il que cette unique signature exigée par la loi a

____

(1) TARDIEU, *Ex. méd. lég. sur la folie*, 1874.

paru insuffisante... on a fait valoir que les législations étrangères sur le régime des aliénés, dont la plupart pourtant s'étaient inspirées de la loi du 30 juin 1838, exigeaient plus de garanties en prescrivant la présentation de deux certificats médicaux. Enfin on s'est demandé si l'obligation de prêter serment ne devrait pas être imposée au médecin certificateur.

Je crois que tout le monde sera d'accord, à ce sujet, avec Tardieu quand il déclare que ce serait là une exigence aussi inutile que vexatoire. « Si c'est un frein moral, dit-il, que l'on veut imposer au médecin, on reconnaîtra qu'un honnête homme n'a pas besoin, pour dire la vérité, de prêter le serment d'être sincère, et que celui qui ne l'est pas ne se laissera vraisemblablement pas arrêter par la formule que l'on exigerait de lui. »

Le caractère incessamment révocable de la mesure de l'internement, la faculté pour toute personne enfermée ou pour ceux qui voudraient en seconder les désirs, d'en appeler à qui de droit, est aussi nettement spécifiée que possible dans les articles suivants :

Art. 29. — Toute personne placée ou retenue dans un établissement d'aliénés, son tuteur, si elle est mineure, son curateur, tout parent ou ami, pourront à quelque époque que ce soit, se pourvoir devant le Tribunal du lieu de la situation de l'établissement qui, après les vérifications nécessaires, ordonnera, s'il y a lieu, la sortie immédiate.

Les personnes qui auront demandé le placement, et le procureur du roi, d'office, pourront se pourvoir aux mêmes fins.

Dans le cas d'interdiction, cette demande ne pourra être formée que par le tuteur de l'interdit.

La décision sera rendue, sur simple requête, en chambre du conseil et sans délai ; elle ne sera point motivée.

La requête, le jugement et les autres actes auxquels la réclamation pourrait donner lieu seront visés pour timbre et enregistrés en débet.

Aucunes requêtes, aucunes réclamations adressées, soit à l'autorité judiciaire, soit à l'autorité administrative, ne pourront être supprimées ou retenues par les chefs d'établissements, sous les peines portées au titre III ci-après.

ART. 30. — Les chefs, directeurs ou préposés responsables, ne pourront, sous les peines portées par l'art. 120 du code pénal, retenir une personne placée dans un établissement d'aliénés, dès que sa sortie aura été ordonnée par le Préfet, aux termes des art. 16, 20 et 23, ou par le Tribunal, aux termes de l'art. 29, ni lorsque cette personne se trouvera dans les cas énoncés aux art. 13 et 14.

Une ordonnance du roi, en date du 18 décembre 1839, portant règlements sur les établissements publics et privés consacrés aux aliénés vint d'adjoindre à l'œuvre de 1838. Elle fixe la composition des commissions de surveillance, le mode de nomination des Directeurs, médecins en chef et adjoints, leurs attributions respectives, l'obligation de la résidence pour le médecin en Chef, indique les conditions requises pour l'installation et la direction des établissements privés, etc., etc.

§ III

VALEUR DES CRITIQUES DIRIGÉES CONTRE LA LOI

Par le vote de cette loi « pure dans l'intention qui l'a inspirée, bonne dans son principe, sage dans ses dispositions » (1) un progrès considérable était réalisé, on ne saurait trop le redire. La chose fut, d'ailleurs, ainsi jugée par la plupart des Etats de l'Europe, car la Belgique, la Suisse, l'Italie, l'Allemagne s'empressèrent de nous imiter, en grande partie, dans leur organisation respective du régime des aliénés.

Cet instrument législatif qui nous sert ainsi depuis plus d'un demi-siècle, s'est-il révélé imparfait à l'usage ? S'est-il traduit dans l'application de ses articles essensiels — ceux visant par exemple cette mesure de l'internement qui nous occupe ici, — de graves et dangereuses défectuosités ? Certes, on pourrait le croire à suivre le mouvement d'opinion qui, depuis tantôt

(1) Rapport de M. SUIN, présenté au Sénat, 1867.

30 ans, nous pousse vers une revision de l'œuvre du législateur
de 1838.

Dans les dernières années du second Empire, les attaques
dirigées contre la loi avaient pris un tel caractère d'acuité —
les passions politiques aidant sans doute — et l'agitation pro·
voquée par des critiques virulentes avaient atteint un tel degré
que le gouvernement dut s'en émouvoir.

L'administration supérieure fut ainsi mise en demeure d'étudier un projet de revision de la loi du 30 juin 1838. Une commission spéciale fut nommée dans ce but, en 1869, alors que,
d'autre part, le Sénat, saisi de la question par de nombreuses
pétitions, avait procédé à un examen des modifications qui
pourraient être apportées à la législation en vigueur.

Les événements de 1870-71 appelèrent nécessairement l'attention ailleurs. — L'œuvre en cours devait être reprise en
1872. — La commission aux travaux de laquelle Tardieu, Cal-
meil, Constans, etc., prirent une part active, s'appliqua, avec
tout le zèle désirable, à vérifier quel pouvait être le bien fondé
des accusations portées contre la loi et chacun des faits signalés
comme exemple de séquestration arbitraire fut l'objet d'une
enquête minutieuse.

Tardieu rappelant les résultats des recherches conscien-
cieuses de la commission écrit, non sans une pointe de malice :
« La commission a voulu entendre les écrivains qui, dans la
presse politique et littéraire, s'étaient montrés les plus ardents à
la polémique. MM. Jourdan, Sarcey et Hector Malot ont été
invités à venir exposer leurs vues et leurs raisons ; tous trois,
sous divers prétextes, ont éludé l'invitation, donnant ainsi la
mesure de leur conviction et de leur confiance dans la cause
dont ils s'étaient faits les champions ».

C'est encore pourtant sous la plume de M. Francisque
Sarcey, que nous trouvions, il y a peu de mois, cette appréciation peu bienveillante, mais relativement adoucie, sur la valeur
de la loi de 1838. Parlant des abus, qui se commettraient en
Allemagne, l'éminent publiciste écrit : « Souvenons-nous que
notre loi sur les aliénés autorise les mêmes abominations,

qu'elles sont possibles chez nous comme en Allemagne et que si
elles y sont beaucoup plus rares, presque inconnues même,
c'est à la douceur de nos mœurs que nous en sommes redeva-
bles plutôt qu'à la prudence de notre législation » (*Petit Jour-
nal* du 10 avril 1896).

Aujourd'hui comme il y a 20 ou 30 ans, au moindre bruit
qui se fait autour de l'internement d'un aliéné, il y a toujours un
brillant article tout prêt sur « les bastilles modernes », dans
nos journaux et non dans les moindres. Les aliénistes y sont
traités comme vous le savez, et comme, pour mon compte personnel, je ne saurais certes l'ignorer.

Celui-ci est presque d'hier et il peut être cité comme étant
un bon spécimen du genre. Il donne bien la mesure de la justice que nous pouvons attendre de ceux qu'à coup sûr nous ne
parviendrons jamais à convaincre. « Quelle garantie, dit l'un de
nos plus spirituels publicistes, M. E. Lepelletier, dans un article intitulé : *Lettres de cachet,* offrent ces hommes de science et
de préjugés? Les maisons de fous dégagent la folie. Habiter
entre des murs d'asile, c'est attraper la folie. Ceci est vrai pour
les malades, pour les médecins aussi. La plupart de nos éminents aliénistes sont devenus de véritables aliénés, leur folie est
le *panaliénisme.* Comme d'autres ont la monomanie de la persécution ou des grandeurs, eux sont les monomanes de l'aliénation mentale. Ils voient des fous partout, excepté dans leur
glace. La loi de 1838 n'est pas à améliorer mais à changer de
fond en comble. Il faut ouvrir les portes des asiles et des maisons
de santé toutes grandes, afin que tout intéressé, parent, ami,
fonctionnaire électif, puisse voir ce qui passe dans ces fabri-
ques de fous. Il faut interdire ce qu'on nomme le placement
volontaire, le droit exorbitant de la famille de faire interner sur
le vu d'un certificat de médecin. Il convient d'enlever au médecin, pour l'attribuer exclusivement au juge le droit de faire
enfermer un être humain. Il ne faut pas être si grand clerc pour
discerner, non pas qu'un homme est fou, mais que la folie est
dangereuse. La folie de la plupart des gens qu'on jette au caba-
non ne consiste-t-elle point, aux yeux des aliénistes, à soutenir
qu'ils ne sont pas fous ? » (*Écho de Paris* du 21 août 1895).

Le prétexte de cette virulente attaque était l'internement d'office d'une pauvre hallucinée qui avait été amenée dans mon service de l'Infirmerie spéciale après des actes de nature à attester, non seulement le trouble fort grave de son intelligence, mais aussi le caractère dangereux de son délire. J'avais fait prendre, en demandant à l'Administration de la diriger sur l'asile Sainte-Anne, la seule mesure qui pouvait être adoptée, dans l'intérêt aussi bien de la malade que de l'ordre public et de la sûreté des personnes.

On a presque à s'excuser de donner place, dans une étude comme celle-ci, à des critiques où semble se traduire plutôt l'intention de distraire le lecteur par des railleries — qui sont toujours goûtées, paraît-il, quand elles ont le médecin pour objet — qu'une conviction véritable, quant aux résultats prétendûment néfastes de la loi du 30 juin 1838.

Mais qu'on ne s'y trompe pas ; l'opinion publique se forme, hélas ! avec de tels éléments, et l'erreur, à force d'être répétée, acquiert la vertu d'une vérité démontrée. Et c'est pourquoi nous verrons, dans les documents les plus sérieux, dans des projets de revision émanés de l'initiative parlementaire, et sous la signature d'hommes dont la sincérité ne peut pas plus être contestée que le talent, nous verrons, dis-je, émettre des assertions qui n'ont d'autre base que des accusations aussi fondées que celles dont je viens de parler.

C'est à peu près de cette manière qu'il a été acquis, un jour, que la loi de 1838 était mauvaise, se prêtait « aux abominations » signalées par M. Francisque Sarcey, et que, en un mot, il fallait la reviser au plus vite. Voyons donc maintenant ce qu'on nous propose à la place.

§ IV

PROJET DE LOI ADOPTÉ PAR LE SÉNAT

Le Sénat amené à discuter, à la suite du dépôt, par le Gouvernement, d'un projet sur le régime des aliénés, les modifications à apporter à la loi du 30 juin 1838, se trouva en présence de propositions dont, très sagement, il écarta un grand nombre, les jugeant inacceptables. Le remarquable rapport de M. Th. Roussel, déposé en mai 1884, œuvre si complète, si pleine de mesure et de conscience, conclut, en somme, au maintien pur et simple de la loi de 1838, quant aux formalités *avant l'entrée des aliénés dans les asiles*. Mais, *après cette entrée*, se placent des garanties qu'on suppose supérieures à celles existantes. Le placement ne deviendrait définitif qu'à la suite d'un jugement rendu, pour chaque aliéné individuellement, en chambre du conseil, sur le rapport d'un substitut délégué. Par cette modification, à coup sûr fondamentale, le Sénat a voulu donner satisfaction à l'opinion publique, étrangement faussée par des récits erronés, par des attaques passionnées.

Il faut dire que, sous l'empire des préventions qu'on connaît, on voulait plus encore..., on voulait que l'intervention de la Justice précédât le placement. Le fait d'avoir reculé cette intervention après l'admission a été considéré comme un important succès par ceux qui luttaient contre les bouleversements apportés à l'œuvre de 1838.

Le projet de loi adopté par le Sénat laisse subsister la division en asiles publics et privés. Il sanctionne la faculté, pour des parents ou des particuliers, de traiter un aliéné à domicile, mais en stipulant l'obligation de la déclaration et en prescrivant des mesures de contrôle et de surveillance (art. 7).

Il prévoit, par son article 16, le cas de toute personne majeure qui, ayant conscience de son état d'aliénation mentale, demande à être placée dans un établissement d'aliénés. Cette personne, pour être admise, doit simplement signer une demande et produire une pièce propre à établir son identité.

C'est l'article 19 qui constitue l'innovation essentielle de la loi votée par le Sénat.

ART. 19. — Aussitôt après les formalités prescrites à l'article précédent (sensiblement les mêmes que celles de la loi de 1838), le procureur de la République adresse ses réquisitions écrites, avec le rapport médical d'admission, les rapports médicaux de vingt-quatre heures et de quinzaine du médecin de l'établissement et l'avis du médecin inspecteur au Tribunal de l'arrondissement où l'établissement est situé.

Le Tribunal statue d'urgence, en chambre du conseil, sur la maintenue ou la sortie de la personne placée.

Toutes les fois que le Tribunal ne croit pas devoir statuer définitivement, il ordonne, sous la réserve de tous autres moyens d'information, une expertise médicale.

La décision du Tribunal est notifiée sur le champ au préfet et au chef responsable de l'établissement.

Les dispositions de l'article 19 visent aussi bien les placements d'office que les placements volontaires.

Les articles 36, 37, 38, 39 et 40, qui concernent les condamnés reconnus aliénés, les aliénés dits criminels, les inculpés présumés aliénés et soumis à une expertise médico-légale, nous intéressent particulièrement.

Art. 36. — Les individus de l'un et de l'autre sexe, condamnés à des peines afflictives et infamantes ou à des peines correctionnelles de plus d'une année d'emprisonnement, qui sont reconnus épileptiques ou aliénés pendant qu'ils subissent leur peine, et dont l'état d'aliénation mentale est constaté par un certificat du médecin de l'établissement pénitentiaire, peuvent être, après avis du médecin inspecteur du département dans lequel l'établissement pénitentiaire est situé, conduits dans des quartiers spéciaux d'aliénés annexés à des établissements pénitentiaires, et y être retenus jusqu'à leur guérison ou jusqu'à l'expiration de leur peine.

Art. 37. — Est mis à la disposition de l'autorité administrative, pour être placé dans un établissement d'aliénés, dans le cas où son état mental compromettrait la sécurité, la décence ou la tranquillité publiques, ou sa propre sûreté, et après de nouvelles vérifications, si elles sont nécessaires :

1° Tout inculpé qui, par suite de son état mental, a été considéré comme irresponsable et a été l'objet d'une ordonnance ou d'un arrêt de non-lieu ;

2° Tout prévenu poursuivi en police correctionnelle qui a été acquitté comme irresponsable en raison de son état mental ;

3° Tout accusé ou prévenu poursuivi en Cour d'assises ou en Conseil de guerre qui a été l'objet d'un verdict de non-culpabilité, s'il résulte des débats qu'il était irresponsable à raison de son état mental.

Dans ces cas, l'ordonnance, le jugement ou l'arrêt qui prononce le non-lieu ou l'acquittement et, en cas de verdict de non-culpabilité, la Cour d'assises, par un arrêt spécial, renvoie l'inculpé, le prévenu ou l'accusé devant le Tribunal en chambre du conseil, qui statue comme il est dit au paragraphe 2 de l'art. 19.

Jusqu'à la décision du Tribunal, l'individu présumé aliéné est retenu dans l'un des locaux ou établissements prévus à l'art. 40 ci-après.

Art. 38. — L'Etat fera construire ou approprier un asile spécial ou plusieurs asiles spéciaux pour les aliénés dits criminels de l'un et de l'autre sexe, ou seront conduits et retenus, en vertu d'une décision du ministre de l'Intérieur, les aliénés mis à la disposition de l'autorité administrative, en exécution de l'art. 37.

Pourront également y être conduits et retenus, en vertu d'une décision du ministre de l'Intérieur, sur la proposition du Comité supérieur des aliénés :

1° Les aliénés qui, placés dans un asile, y auront commis un acte qualifié crime ou délit contre les personnes ;

2° Les condamnés à une peine correctionnelle de moins d'un an d'emprisonnement qui deviennent aliénés pendant qu'ils subissent leur peine ;

3° Les condamnés reconnus aliénés dont il a été parlé à l'art 36, jusqu'à l'expiration de leur peine le ministre de l'Intérieur aura reconnu dangereux soit de les remettre en liberté, soit de les transférer dans l'asile de leur département.

Tout aliéné traité dans l'asile ou les asiles spéciaux créés en vertu du présent article peut être transféré dans l'asile de son département en vertu d'une décision du ministre de l'Intérieur, rendue sur la proposition motivée du médecin traitant et après avis du Comité supérieur.

Art. 39. — Lorsque la sortie d'un des aliénés internés en vertu des articles 36 et 37 est demandée, le médecin traitant doit déclarer si l'interné est ou non guéri et, en cas de guérison, s'il est ou non légitimement suspect de rechute.

La demande et la déclaration susdites, accompagnées de l'avis motivé du médecin inspecteur, sont déférées de droit au Tribunal, qui statue en chambre du Conseil, conformément à l'art 48 ci-après.

Si la sortie n'est pas accordée, la chambre du Conseil peut décider qu'il ne sera procédé à un nouvel examen qu'à l'expiration d'un sursis qui ne peut se prolonger au-delà d'une année.

La sortie accordée est révocable et peut n'être que conditionnelle. Elle est alors soumise à des mesures de surveillance réglées par la chambre du Conseil d'après les circonstances de chaque cas particulier.

Si ces conditions ne sont pas remplies ou s'il se produit des menaces de rechute, la réintégration immédiate à l'asile doit être effectuée conformément aux dispositions prescrites par les articles 15 et 28 de la présente loi.

ART. 40. — Lorsqu'un inculpé est présumé aliéné, l'expertise prescrite en vue de déterminer son état mental peut avoir lieu soit dans le quartier ou local d'observation et dépôt provisoire établi à l'hôpital ou hospice, conformément à l'article 34 de la présente loi, soit dans un établissement privé faisant fonction d'établissement public si l'expert ou l'un des experts désignés est médecin de cet établissement.

L'admission de la personne présumée aliénée a lieu en vertu d'un arrêté du préfet, pris sur les conclusions de l'autorité judiciaire.

Si l'expertise a lieu dans un établissement d'aliénés, la personne présumée aliénée peut être réintégrée dans la prison, par ordre du préfet, aussitôt que le chef responsable en fait la demande au préfet, pour motif de sécurité ou autre motif valable.

On peut donc résumer ainsi les innovations essentielles introduites dans le projet de loi voté en 1887 par le Sénat :

1º Surveillance administrative à l'égard des aliénés conservés et traités à domicile.

2º Substitution de l'autorité judiciaire à l'autorité administrative, dans la mesure de l'internement, aussi bien pour les placements volontaires que pour les placements d'office.

3º Création d'asiles spéciaux destinés aux aliénés dits criminels avec les garanties qui en découlent au sujet des formalités qui règlent la sortie.

Si la première et la dernière de ces trois innovations doivent être approuvées sans réserves, il en est tout autrement de la deuxième, c'est-à-dire de la substitution de l'autorité judiciaire à l'autorité administrative dans la mesure de l'internement.

§ V

PROPOSITION DE LOI DE MM. J. REINACH ET E. LAFONT

Le projet de loi voté par le Sénat a été introduit le 24 juin 1887 à la Chambre des députés, et ce n'est qu'un an après que la commission chargée de l'examiner fut nommée. On touchait, alors, à la fin d'une législature et bien que la discussion n'ait pu, pour cette raison, avoir toute l'ampleur désirable, la commission désigna comme rapporteur, M. Bourneville qui, pressé par le temps, ne put examiner que les points principaux dans son travail.

Au commencement de l'année 1891, M. Joseph Reinach, député, reprit le projet de loi adopté par le Sénat et, après y avoir introduit quelques modifications, le présenta à la Chambre des députés. La commission qui fut nommée chargea M. Ernest Lafont, de rédiger un rapport qui ne put encore venir en discussion.

Au début de la présente législature, en février 1894, la proposition fut reprise par MM. Joseph Reinach et Ernest Lafont. Un nouveau rapport fut préparé par ce dernier ; mais rien n'indique encore que la Chambre soit prête à l'examiner et il n'aura pas été donné à notre regretté confrère, M. le docteur Lafont que la mort est venue nous enlever, il y a quelques mois, de défendre son œuvre.

Ainsi donc, il va y avoir bientôt dix ans que le Sénat a voté la loi revisant la législation de 1838 sur les aliénés ; la question à la Chambre des députés en est, depuis lors, sensiblement au même point, et l'on commence à se demander quand pourra aboutir la réforme que d'aucuns trouvaient pourtant d'une urgence si absolue.

Je dois m'arrêter un peu sur la proposition de loi de M. Joseph Reinach (proposition qui se confond à peu près complètement aujourd'hui avec le rapport de M. Ernest Lafont).

Par les dispositions qu'elle énonce, par certains commentaires fort discutables et par l'exposé des motifs qui l'accompagnent, elle a soulevé et devait soulever de vives objections.

Déjà, au sein de nos sociétés savantes, dans nos congrès de médecine mentale, le projet de loi avait été l'objet d'un examen approfondi. A l'Académie de médecine, MM. Blanche, Billod, Luys, Mesnet (1) formulèrent des réserves dont la Chambre haute put apprécier toute la valeur, toute la sagesse.

(1) Bulletin de l'Académie de médecine, 1884.

Au Congrès international de médecine mentale tenu à Paris, en août 1889, le projet de loi voté par le Sénat donna lieu à des débats intéressants qui s'ouvrirent à l'occasion du rapport du professeur Ball (1) : *De la législation comparée sur le placement des aliénés dans les établissements publics et privés.* M. Jules Falret (2), avec la grande autorité qui s'attache à sa parole, a critiqué le principe essentiel du projet de loi : la compétence judiciaire substituée à la compétence spéciale.

La nouvelle législation établie par le Sénat lui paraît irréalisable, et il conclut que les améliorations à introduire dans la loi de 1838, si excellente dans les principes qu'elle a promulgués, ne peuvent consister que dans des mesures plus exactes de surveillance administrative ou judiciaire, mais non dans un changement radical des bases mêmes de la législation existante.

La même opinion fut émise à ce Congrès, non plus par un médecin, mais par un magistrat du plus haut rang, que sa qualité de Président de la commission de surveillance des asiles de la Seine rend tout spécialement compétent en la matière : M. Barbier, premier Président à la Cour de cassation. « Comment, s'écrie-t-il, c'est le juge qui dira, dorénavant, s'il faut ou non interner telle personne ! Mais vous imposez au juge une responsabilité qui ne saurait lui appartenir et laissez-moi vous dire que vous faites là un bien triste cadeau à la magistrature. »

C'était aussi l'avis que m'exprimait, un jour, un autre magistrat d'esprit si élevé, M. Aubépin, alors Président du Tribunal civil de la Seine.

Nous nous entretenions, dans son cabinet, des dispositions du projet de loi revisant la loi de 1838... Il s'étonnait qu'on eût songé à demander aux magistrats d'intervenir pour tout placement et comme, sur son invitation, je lui faisais connaître qu'il faudrait prononcer environ 5.000 jugements, annuellement, il s'écria : « Mais nous n'y suffirons jamais ! »

En mai et juin 1891, la Société médico-psychologique avait

(1) BALL, *Comptes rendus du Congrès de médecine mentale*, Paris, 1889.
(2) J. FALRET, *comptes rendus du Congrès de médecine ment.*, Paris, 1889.

mis à l'ordre du jour de ses séances l'examen du rapport de
M. Joseph Reinach (1). En l'absence de M. J. Falret, inscrit
pour prendre la parole, je fus amené à présenter quelques observations sur certaines assertions et propositions de l'honorable
député. Pris à l'improviste, je ne pus sans doute préciser,
autant qu'il aurait fallu, les objections qui s'offraient, dès ce
moment, à l'esprit de la plupart d'entre nous. Je crois pourtant
avoir exprimé l'opinion de la très grande majorité, sinon de
l'unanimité de mes collègues, dans les critiques que j'ai formulées contre l'œuvre de M. J. Reinach, œuvre d'ailleurs remarquable à beaucoup de titres, je m'empresse de le reconnaître.

Les arguments que l'auteur de la proposition fait valoir en
faveur d'une revision fondamentale de la loi du 30 juin 1838,
peuvent être rangés sous deux chefs principaux :

1o *En principe,* le médecin aliéniste ne possède pas des données assez sûres pour préciser le diagnostic de la folie et décider, sans hésitation, s'il y a nécessité de procéder à la séquestration de tel ou tel individu, en sorte que *la liberté individuelle
est exposée au péril de diagnostics souvent erronés, parfois com-
plaisants, des hommes de l'art.*

2o *En fait,* la loi du 30 juin 1838, en laissant au médecin le
pouvoir de prononcer si, oui ou non, la mesure de séquestration est nécessaire, a ouvert la porte à de si scandaleux abus,
qu'il suffit de citer, pour juger ladite loi, les exemples de
séquestrations arbitraires qui ont si profondément ému l'opinion
publique.

M. J. Reinach a-t-il fait la démonstration de ce qu'il avance ?
Oui, si des assertions sont des preuves ; non, s'il faut, pour que
cette démonstration soit complète, des faits précis et indiscu-
tables.

La science aliéniste n'en est pas à ce balbutiement qui, pour
l'auteur du projet de loi, enlèverait à ses arrêts la garantie que
la société doit exiger.

(1) Paul GARNIER, Discussion sur la revision de la loi du 30 juin 1838
(*Ann. méd. psych.*, 1891).

Si la situation était celle que dépeint M. Reinach, c'est en foule que les exemples se seraient présentés à lui pour attester que la loi de 1838 se prête aux pires entreprises contre la liberté individuelle. Depuis plus d'un demi-siècle, elle est appliquée plusieurs centaines de fois par jour ; or, combien d'erreurs cite-on ? Deux, trois... et pour tous ceux qui sont à même de juger les choses de plus près que le public, les exemples en question ne sont même pas valables. Il faut avouer que la science aliéniste n'a pas été trop inférieure à sa tâche.

Des trois exemples signalés par l'auteur du projet de revision : — l'affaire Sandou, l'affaire Monastério, l'affaire Seillière — aucun n'est propre à montrer que la loi en vigueur a favorisé l'erreur ou le crime. Suffit-il donc que l'opinion publique, égarée par des récits inexacts et fantaisistes, se soit émue, pour qu'on prenne texte de l'événement et qu'on le porte au passif d'une loi qui ne saurait vraiment en être chargée, de l'avis de tous ceux qui sont à même de connaître l'exacte vérité.

Le fait qu'il faudra un jugement pour rendre définitif l'internement est-il donc de nature à nous mettre absolument à l'abri de l'erreur ou de ces négligences avec lesquelles toute loi est forcée de compter, si parfaite qu'elle puisse être ?

Mais n'est-il pas certain d'avance, que si les magistrats veulent être éclairés dans une question où la parole est, quoi qu'on fasse, au médecin, puisqu'il s'agit de maladie, n'est-il pas certain, dis-je, que ces magistrats, soucieux de la responsabilité qui pèsera sur eux, devront prendre l'avis d'un médecin, de l'un de ces spécialistes, précisément, dont M. Reinach se défie tant ; car, dit-il, comme le spécialiste des maladies du cœur ou de l'estomac, qui en trouve, souvent, pour ne pas dire toujours, chez l'homme le mieux portant, l'aliéniste est disposé à trouver aliéné un homme parfaitement sain d'esprit !!

N'est-il pas certain que leur jugement sera fait de cette opinion médicale qu'on suspecte et qu'on redoute ?

Après comme *avant*, il faudra donc toujours recourir aux avis de la science aliéniste. Et, dès lors, où est l'avantage de l'innovation ?

L'inconvénient s'aperçoit, en tous les cas, de la manière la plus nette.

Comment, alors que la tendance actuelle, tendance essentiellement humanitaire et liée d'ailleurs aux progrès mêmes de la science, est de chercher à effacer, le plus possible, cette tare qui marquait si profondément, autrefois, et marque encore, aujourd'hui, le déshérité de la raison, et de s'efforcer de le rapprocher, de plus en plus, d'un malade ordinaire, on voudrait, au contraire, accentuer cette tare et cette séparation en faisant de l'aliéné un être absolument à part, séquestré du reste des hommes par cette chose toujours redoutable dans l'esprit public, par un jugement ! Je me refuse à voir là un progrès.

Ne va-t-on pas apporter une aggravation à une situation déjà bien malheureuse sur laquelle une famille douloureusement frappée voudrait faire le silence ? N'y a-t-il pas à redouter que, dans la crainte d'une divulgation et d'un scandale possible, les familles n'adoptent des mesures ou des procédés dont pourra pâtir le malade ? La publicité donnée à cette infortune est une inutile cruauté ; dans bien des cas, elle entraînera le discrédit et la ruine.

Autre point. Pendant que la Justice s'occupera de rechercher si l'internement définitif doit être prononcé, les présumés aliénés, enfermés *provisoirement* dans ces quartiers d'observation qu'on veut pour eux et dont la création serait si onéreuse pour le budget, attendront, là, qu'il soit statué sur leur sort. On admet, je pense, qu'ils pourront y recevoir les soins que leur état exigerait. Mais, est-on bien sûre que, dans de telles conditions, on serait pleinement fondé à instituer un traitement ? Ai-je le droit de traiter comme un aliéné, un individu qui a le droit, lui, de me dire qu'il ne l'est pas et *qu'il n'y a rien de fait* tant que le Tribunal n'aura pas prononcé le jugement grâce auquel, seulement, il sera permis de le considérer et, par conséquent, de le traiter comme un malade ?

Jusqu'au prononcé de ce jugement je suis, moi chef de service, en face d'un point d'interrogation ; et, dans le doute, l'abstention n'est-elle pas de rigueur ? Supposons, en effet, que le traitement ait été institué contre la folie et que, cependant, le jugement vienne déclarer, quelques jours plus tard, que l'imputation de folie n'était point justifiée et ordonne la mise en liberté immédiate de celui que nous soignions déjà comme aliéné, en nous fiant aux résultats de notre examen et à notre expérience. Dans quelle étrange posture serait le médecin ainsi désavoué dans sa tentative de thérapeutique et quelle contenance pourrait-il garder vis-à-vis d'un individu légalement soustrait à cette thérapeutique jugée inutile et peut-être, selon lui, dangereux ?

N'est-on pas allé jusqu'à prétendre, d'ailleurs, que le traitement adopté par les aliénistes était de nature à faire promptement un aliéné d'un homme parfaitement sain d'esprit à son entrée à l'asile ?

Qui ne voit les difficultés, les embarras quotidiens d'une situation aussi bizarre ?

Il y a plus. Nous internons tous les jours un grand nombre d'individus atteints de délire alcoolique aigu. Chez la plupart de ces intoxiqués, le délire s'apaise au bout de quelques jours. Avec la nouvelle loi, tantôt le jugement de collation définitive viendrait transformer en une séquestration de longue durée un internement qui pourrait prendre fin dans deux ou trois semaines ; tantôt, au moment de l'enquête judiciaire, le délire aura disparu et on ne trouvera pas légitime un internement qui était, cependant, pleinement motivé par l'état du malade au plein de la crise de folie éthylique. Un jugement d'élargissement sera, alors, interprété comme une désapprobation de la conduite du médecin certificateur. Rien ne sera moins juste, et un praticien qui aurait été victime de cette sorte de mésaventure sera porté à se renfermer, à l'avenir, dans une abstention dont on peut prévoir les graves inconvénients.

Ces mêmes objections ont été faites au projet de M. Reinach, au congrès de médecine mentale, tenu à Lyon, en août 1891. MM. Rebastel, Sabran, Pierret, Giraud, Rouby, Camuset (1), se

(1) *Comptes rendus du Congrès de Médecine mentale*, Lyon, 1891,

sont élevés avec une grande force, contre cette réforme capitale qui change l'assiette même de la loi de 1838 : la dépossession de l'autorité administrative au profit (?) de l'autorité judiciaire. « Il me semble, disait M. Rebastel, qu'un Préfet, relevant directement de l'opinion publique, de la presse, de son chef immédiat, le ministre de l'Intérieur, a une personnalité plus engagée et, par conséquent, est tenu à plus de circonspection et de prudence qu'un tribunal anonyme et irresponsable. En outre, l'art. 29 de la loi de 1838 dit qu'après la décision du Préfet prononçant l'internement, tout parent ou ami de l'interné peut en appeler devant le Tribunal qui doit faire une nouvelle enquête et ordonner la sortie immédiate s'il le juge bon. Il y a là une juridiction d'appel, qu'un ami quelconque peut mettre en mouvement et qui constitue une garantie des plus sérieuses pour l'interné : elle disparaît avec le nouveau projet de loi et le Tribunal prononce d'emblée irrévocablement et sans appel. » Lunier (1) avait exprimé la même idée dans son mémoire sur l'isolement des aliénés.

A la suite de cette discussion, le Congrès de Lyon adopta à l'*unanimité* le vœu suivant :

« Les membres du Congrès de médecine mentale de Lyon considérant que la loi de 1838, appliquée journellement depuis plus de 50 ans, répond aux besoins des malades et n'a donné lieu qu'à des abus très restreints, comme nombre, et des plus contestables comme faits.

« Emettent le vœu : Que la loi de 1838, susceptible de quelques perfectionnements dans les détails, soit maintenue dans toutes ses dispositions générales. »

Au cours de cette même année 1891, le Conseil supérieur de l'assistance publique consacra plusieurs séances à l'examen du projet de loi et, grâce aux efforts de MM. Magnan et Monod, il vota contre la substitution du pouvoir judiciaire au pouvoir

(1) LUNIER, De l'isolement des aliénés (*Ann. méd. psych.*, 1871).

administratif. L'opinion du Conseil supérieur fut que la loi de 1838 présentait toutes les garanties qu'on pouvait souhaiter pour le respect de la liberté individuelle, et que les cas de séquestrations arbitraires devaient être réduits à leur juste valeur ; mais il a estimé que les dispositions du projet qui concernent l'assistance des épileptiques, le placement volontaire (placement demandé par le malade lui-même) et la gestion des biens des aliénés complétaient d'une façon utile la loi de 1838.

§ VI

NÉCESSITÉ DE MAINTENIR A L'AUTORITÉ ADMINISTRATIVE LE POUVOIR DU PLACEMENT

En résumé, que se dégage-t-il de tout cet exposé consacré à l'examen : 1º de la loi du 30 juin 1838 ; 2º des critiques dirigées contre celles de ses dispositions relatives aux formalités requises pour l'internement ; 3º des modifications fondamentales introduites dans le projet de revision ?

C'est d'abord, que l'organisme de la loi de 1838 reposant, à la fois et par ordre successif, sur le contrôle médical, administratif et judiciaire, n'est pas cet instrument législatif si défectueux qu'on a voulu dire. Il semble, au contraire, qu'il met toutes choses à leur vraie place, puisque, pour la maladie qu'est la folie, la première intervention, jugée à bon droit nécessaire, est celle du médecin ; puisqu'apparaît, immédiatement après, l'intervention administrative qui, d'après les résultats de son enquête, règle et assure l'exécution de la mesure médicale de l'internement, dans l'intérêt du malade lui-même et de la société qu'elle a spécialement mission de protéger ; et puisque, enfin, la visite du procureur de la République, et le recours à tout instant possible aux tribunaux fournissent tous les éléments de contrôle judiciaire.

Quand on songe à toutes les complicités qui seraient nécessaires pour consommer l'un de ces attentats à la liberté individuelle dont on ne parle tant que parce qu'on ne connaît pas exactement les sages dispositions de la loi de 1838, on ne peut que se rassurer et se dire, que ce n'est pas à l'application de cette loi qu'il faudrait imputer l'erreur ou le crime, s'il y avait lieu, mais à l'oubli de ses prescriptions.

On lui a reproché d'avoir méconnu ce principe fondamental du Code civil français : qu'un homme ne peut être atteint dans sa capacité ou amoindri dans son état civil qu'en vertu d'une décision judiciaire. Ce reproche qui a acquis, il faut le dire, bien des partisans à la revision de l'œuvre législative de 1838, n'a pas toute la portée qu'on lui attribue. La mesure de l'internement ne dépouille pas l'homme de ses droits, comme le ferait un jugement, car elle n'a pas de caractère définitif, est révocable à tout instant par le fait d'un retour rapide à la raison ; la liberté n'est limitée que par la maladie elle-même, et les dangers qu'elle fait courir à l'aliéné ou à autrui. Assurez-vous par tous les moyens possibles, que cette aliénation mentale, forcément restrictive de la liberté, est bien réelle, mais n'infligez pas un jugement à celui que vous prétendez vouloir protéger, car ce ne peut être là un progrès. L'internement doit rester une mesure essentiellement sanitaire, sous le contrôle administratif et judiciaire, mais il ne doit pas faire l'objet d'un jugement qui découvrirait forcément le malade, rendrait publique une infortune qui s'adoucit, un peu, à rester secrète. C'est un malade ; n'en faites pas, pour cela, un être à part dans la société.

Les intentions sont excellentes. Mais, elles l'étaient aussi quand on demandait l'intervention du jury pour décider de l'internement d'un aliéné. Cela paraît déjà bien étrange à un recul de vingt-cinq années. Et pourtant, que cette question de l'appréciation de la réalité de la folie et des prescriptions de son traitement soit renvoyée à des magistrats temporaires ou à des fonctionnaires de l'ordre judiciaire, cela ne la modifie pas d'une manière bien considérable. L'incompétence de l'une et de l'autre juridiction est sensiblement la même.

J'ai déjà montré que la préoccupation d'attribuer à l'intervention judiciaire le pouvoir de l'internement, n'a pas été le privilège des hommes de notre génération. Cette question d'attribution de pouvoirs a été l'objet d'une attention spéciale dans de très longs débats qui ont précédé le vote de la loi de 1838, et on peut présumer que le législateur ne s'est prononcé, qu'après mûr examen des inconvénients et des avantages de telle ou telle solution.

M. de Gasparin, ministre de l'Intérieur, disait en termes excellents, à la Chambre des députés, le 6 janvier 1837 : « Les mesures de précaution relatives à l'isolement des aliénés demandent ordinairement une extrême célérité, une prudence, une discrétion qui se concilient difficilement avec la lenteur et la solennité des formes judiciaires et qui sont faciles et naturelles aux opérations administratives ».

La justice va-t-elle modifier sa marche ordinaire ? Il le faudra bien. Mais en l'abandonnant, en se faisant expéditive, elle sera obligée de renoncer à cette maturité de décision à laquelle elle tient essentiellement, y trouvant la garantie la plus sûre de ses jugements.

La précipitation d'allures ne saurait lui convenir et j'en ai montré, au Congrès d'anthropologie criminelle, tenu en 1892 à Bruxelles (1), tous les graves inconvénients. Quand l'autorité administrative veille — et sa vigilance est avivée par le souci de sa responsabilité toujours engagée — à prévenir toute atteinte à la liberté individuelle, quand le pouvoir judiciaire régulièrement instruit de toutes les mesures d'internement, exerce son droit de contrôle et est ainsi à même de sévir toutes les fois que la liberté individuelle lui paraîtra avoir été violée, est-ce que chacun des pouvoirs n'a pas les attributions qui lui sont propres ? L'action préventive appartient, en effet, à l'autorité administrative ; l'action répressive, seule, est du ressort de la justice. La loi de 1838 a donc bien donné à chacun des deux pouvoirs la part de compétence qui est vraiment sienne.

La Justice a mieux à faire que de prétendre à l'examen de

______

(1) Paul GARNIER, *Comptes rendus du Congrès de Bruxelles* (Aliénés méconnus et condamnés).

tous les cas d'isolement, indistinctement ; car, ce serait le
meilleur moyen d'énerver son intervention et de la réduire à
une formalité banale ; son vrai rôle est de concentrer son attention sur les seuls cas qui peuvent appeler, par suite de circonstances spéciales, la nécessité de ses décisions, et, au besoin,
provoquer son action répressive.

§ VII

PERFECTIONNEMENTS A APPORTER A LA LOI DU 30 JANVIER 1838, AU POINT DE VUE DE L'INTERNEMENT

Est-ce donc que la loi du 30 juin 1838 soit intangible ?
Elle est perfectible comme tout instrument législatif peut l'être.
Où est l'œuvre qui, après un demi-siècle, n'a besoin d'aucune
retouche, quand surtout, de par sa nature, elle doit nécessairement s'adapter aux progrès de l'esprit humain ?

Cependant, tout nous commande de ne porter qu'une main
légère sur l'organisme de la loi du 30 juin 1838, qui n'est pas
à changer, mais seulement à perfectionner, l'expérience y ayant
révélé quelques défectuosités ou lacunes dans ses parties acces-
soires.

Autant que les adversaires systématiques de la loi du 30 juin
1838, nous voulons que la mesure de l'internement soit entou-
rée de précautions et de garanties aussi complètes que possible.
Mais encore faut-il, cependant. que ces garanties soient judi-
cieuses, constituent une réalité plutôt qu'une illusion et ne
tournent pas au détriment du malade, que tous nos efforts
doivent tendre à guérir.

Pour l'examen de ces perfectionnements, un regard jeté chez
nos voisins nous apporte-t-il des renseignements utiles ? Je ne
saurais songer à faire ici une étude de législation comparée ;
je noterai seulement que la Belgique, l'Autriche, la Suède, la
Norwège et la Russie accordent une prépondérance à l'autorité
médicale, contrôlée par l'intervention administrative. Dans la

plupart des Etats de l'Amérique du Nord, la question de l'internement est soumise à l'appréciation du jury. Il est inutile d'insister sur les raisons qui militent contre un tel système.

En Angleterre, où l'unification législative est, d'ailleurs, loin d'exister dans les réglementations appliquées aux aliénés, les placements sont de deux ordres : 1° Ceux qui sont prescrits par l'autorité publique, par mesure d'assistance ou de sûreté ; ils correspondent à nos placements d'office ; 2° ceux qui sont effectués par les particuliers ; ils imitent nos placements volontaires. L'intervention du juge de paix, assisté d'un médecin, est réclamée pour les premiers ; deux certificats de médecins, qui doivent avoir, séparément et le même jour, visité le malade, sont exigés pour les seconds, sans que l'intervention du magistrat soit requise.

En Ecosse, *tous les placements* doivent être ordonnés par un dépositaire de l'autorité publique, le shériff. Enfin, en Italie, en Espagne, en Hollande, l'internement est subordonné à une décision judiciaire.

Dans la recherche consciencieuse et réfléchie des moyens propres à augmenter, si possible, les garanties de la loi sur le régime des aliénés, on s'est posé, plusieurs fois, la question de savoir s'il ne conviendrait pas d'imiter l'Angleterre en exigeant un double certificat. On ne peut pas méconnaître que la décision médicale peut emprunter, à cette double attestation, plus de force et d'autorité, surtout vis-à-vis du public. Seules, les difficultés de l'exécution de cette formalité, en tous temps et en tous lieux, ont empêché de l'inscrire dans la loi. On a estimé avec raison que, dans les cas d'urgence, ce peut être là une cause de retard préjudiciable aux intérêts du malade et de la société ; la mesure serait à peu près impraticable à la campagne. Peut-être, cependant, le législateur eût-il pu inscrire, dans l'article relatif aux formalités requises pour l'internement, la nécessité du double certificat, sauf à prévoir des exceptions comme il en prévoit pour les cas dits d'urgence.

Dans un paragraphe additionnel, il eût été spécifié, par

exemple, que, en cas d'urgence (ou d'impossibilité) dûment constatée, un rapport unique pourrait suffire.

Nous venons de voir qu'en Ecosse, la catégorie des placements volontaires n'existe pas. C'est assurément à propos de ces placements opérés sur la demande des parents et sur la production d'un unique certificat médical que les attaques dirigées contre la loi du 30 juin 1838 ont été les plus vives. Le contrôle ultérieur rassure peu l'opinion publique toujours si impressionnable en ces questions d'internement. Conviendrait-il de supprimer cet ordre de placements pour calmer les craintes si vives qu'on voit se manifester à tout instant? Ce serait l'avis de l'un de nos distingués collègues, M. Doutrebente (1), qui disait au Congrès de 1889, à Paris : « J'avais proposé de supprimer purement et simplement les placements volontaires, qui, dans la pratique courante ne sont jamais faits que pour des indigents, à l'exception de Paris ; ils peuvent, plus facilement que les placements d'office, donner à penser que la séquestration arbitraire des aliénés est possible et, enfin, les internements d'office placent tous les aliénés de toutes les classes dans les mêmes conditions pour profiter des bénéfices et des bienfaits du placement dans les asiles publics ou privés ».

S'il fallait absolument apporter une modification importante dans l'organisme de la loi de 1838, pour dissiper des inquiétudes sans cesse entretenues, à l'heure actuelle, par des articles sensationnels, je me rangerais à ce système de l'unification de placements, plutôt que d'admettre la substitution de l'autorité judiciaire à l'autorité administrative, innovation illogique et impraticable surtout dans une ville comme Paris. Répondant à M. Doutrebente, M. Bourneville (2) a objecté que, en ce qui concerne Paris, l'installation défectueuse de l'Infirmerie spéciale de la Préfecture de Police, l'avait au contraire toujours poussé à demander l'augmentation des placements volontaires, afin de diminuer d'autant le nombre des malades appelés à passer par ce.

<hr>

(1) DOUTREBENTE, *Comptes rendus méd. ment.*, Paris, 1889.
(2) BOURNEVILLE, *Compte rendu du Cong. méd. ment.*, Paris, 1889.

service. Notre distingué collègue a signalé en termes sévères, l'insuffisance de cette Infirmerie. Il n'a pas été le seul. J'ai, pour ma part, réclamé, à bien des reprises, dans des rapports largement motivés, adressés soit au Préfet de Police, soit au Conseil Général, des modifications devenues absolument nécessaires.

Mais les réclamations les plus pressantes s'étaient toujours heurtées à des difficultés qu'on jugeait insurmontables. Je n'ai pas voulu admettre qu'elles fussent aussi invincibles que cela et j'ai poursuivi, sans relâche, cette réforme urgente, secondé d'ailleurs par le concours des chefs de l'Administration, concours devenu particulièrement actif et efficace depuis que M. Lépine est Préfet de Police. Je considère comme une bonne fortune de pouvoir annoncer au Congrès de Nancy, que le Conseil Général de la Seine vient de décider de faire aménager, dans des locaux sufffisamment distincts du dépôt, une nouvelle infirmerie spéciale. Il y a lieu de le féliciter hautement de cette résolution destinée à remédier à des inconvénients multiples et particulièrement graves, vu la progression incessante du nombre des personnes conduites à cette infirmerie pour y être examinées.

Et puisque je parle de l'Infirmerie spéciale, je dois à la vérité de dire que mes éminents prédécesseurs dans la direction de ce service, Lasègue et Legrand du Saulle, se sont émus, maintes fois, de l'insuffisance de la plupart des certificats médicaux joints aux dossiers administratifs. J'ai, avec regret, dû faire la même constatation. Tardieu (1) avait été également frappé de ce fait. « La plupart des certificats, dit-il, sont loin de répondre à l'importance de la mesure qu'ils ont pour objet d'autoriser... La loi a eu soin d'énoncer cependant que le certificat d'admission devrait indiquer expressément les particularités de la maladie d'où résulterait la nécessité du placement dans une maison d'aliénés. Si donc les certificats sont généralement insuffisants, il faut s'en prendre à ceux qui les rédigent trop légèrement et à ceux qui les acceptent sans contrôle. »

Il conviendrait, ce n'est pas douteux, de veiller à ce que

____

(1) TARDIEU, *loc. cit.*

la loi fût, sur ce point, plus strictement observée, et pour en bien préciser l'importance, le projet de révision voté par le Sénat exige, avec raison, plus qu'un simple certificat ; il prescrit que ce certificat sera un véritable rapport ; il sera circonstancié, par conséquent ; il énoncera la date de la dernière visite faite au malade par le signataire, sans que cette date puisse remonter à plus de huit jours, les symptômes observés et les preuves de la folie, *constatées personnellement par le signataire*, la marche de la maladie, ainsi que les motifs d'où résulte la nécessité de faire traiter le malade dans un établissement d'aliénés et de l'y tenir enfermé.

C'est à cette occasion qu'il est permis de signaler un *desideratum*. Les certificats-rapports seraient infiniment plus exacts et plus probants si les connaissances en pathologie mentale étaient plus répandues parmi nos confrères.

Comme le rappelait éloquemment, l'année dernière, notre cher et éminent président du Congrès de Bordeaux, M. le professeur Joffroy (1), l'enseignement des maladies mentales n'existe en France qu'à l'état d'ébauche. « On n'exige, disait-il, de l'étudiant, aucun stage dans un asile, aucun examen spécial et, le plus souvent, il recevra un diplôme de docteur sans avoir assisté à une seule leçon d'aliénation mentale, sans avoir examiné un seul aliéné ! »

Trop longtemps, la clinique cérébrale a été délaissée par les médecins comme une science quelque peu étrangère à leur art. C'était, là, comme un rameau presque détaché du tronc, et pourtant il lui emprunte sa vie, ses tendances naturelles et ses lois essentielles. La connaissance des maladies mentales n'est pas une instruction de luxe ; elle est de tous points indispensable, puisque, à tout instant de son existence professionnelle, le médecin peut être appelé à examiner des aliénés, à se prononcer sur les problèmes si graves, que soulève, au point de vue social et humanitaire, la question de la folie.

(1) JOFFROY, *Compte rendu du Congrès de médecine mentale*, Bordeaux, 1895.

Il y a donc encore beaucoup à faire pour que l'enseignement pratique de la pathologie cérébrale soit ce qu'il doit être en France. Hélas ! nous ne sommes plus ici à l'avant-garde du progrès ; nous oublions la tradition française et la comparaison avec ce qui existe chez beaucoup de nations voisines n'est pas précisément à notre avantage.

§ VIII

L'INTERNEMENT DES IRRESPONSABLES

Si, à un point de vue exclusivement scientifique, l'individu que sa folie a entraîné à un attentat ou à un délit ne se différencie pas sensiblement d'un aliéné ordinaire, puisqu'il n'y a, là, qu'un accident ou même parfois un véritable symptôme de son délire, il faut convenir, cependant, qu'au point de vue social, il s'est créé une situation à part dont la collectivité est bien forcée de s'inquiéter.

Le délire, ou la démence, constitue, en vertu de l'art. 64 du code pénal, un droit à l'excuse légale, mais non un droit à la récidive, et si la société n'a pu ou n'a su être assez prévoyante pour empêcher la première offense, elle oublierait la plus élémentaire prudence en ne prenant pas ses précautions à l'effet d'en éviter de retour.

Tout n'est pas fini quand le délinquant ou le criminel a bénéficié d'une ordonnance de non-lieu ou d'un acquittement en raison de son état mental. Cet aliéné qui échappe ainsi à la responsabilité de ses actes, va-t-il pouvoir se remettre, au gré de sa folie, en conflit avec les lois ? Si oui, il est certain que sa présence dans la société est un danger permanent; c'est ce dont ne s'est pas assez préoccupé le législateur de 1838. Il a bien compté, il est vrai, sur l'art. 18 qui stipule : qu'à Paris, le Préfet de Police et, dans les départements , les Préfets ordonnent d'office le placement dans un établissement d'aliénés, de

toute personne interdite ou non dont l'état d'aliénation compromettrait l'ordre public ou la sûreté des personnes.

En fait, que se passe-t-il ? Les délinquants qui ont bénéficié d'une ordonnance de non-lieu, les criminels acquittés en
cour d'assises, sur les conclusions de l'expertise médico-légale,
sont généralement mis à la disposition de l'autorité administrative,
à charge par celle-ci de pourvoir à leur envoi dans un asile
d'aliénés. Si le rapport médico-légal n'a pas plus de quinze jours
de date, l'Administration ne juge pas nécessaire de faire procéder à un nouvel examen par un médecin délégué par elle...
l'aliéné est transféré directement à l'asile par ses soins. Mais
tout ce qui est fait, ainsi, n'est réglé que par une sorte de com-
promis qui ne lie pas autrement le pouvoir administratif. Ce
n'est là qu'une petite partie des inconvénients de la situation
existante.

L'Administration est entrée dans les vues de la Justice et de
la science ; elle a pourvu au placement de l'aliéné. La société,
dès lors tranquillisée, peut se croire à l'abri pour longtemps. Il
faut qu'elle se détrompe. Dans quelques mois — parfois il faut
compter seulement par semaines — l'individu ainsi séquestré
comme un être dangereux pour l'ordre public et la sûreté des
personnes est élargi, et ce n'est plus guère une surprise, maintenant, pour les médecins qui sont appelés fréquemment à intervenir comme experts, de se heurter dans la rue avec tel individu déféré récemment à la Justice à la suite d'un attentat,
déclaré irresponsable après sérieux examen et interné dans un
asile d'aliénés.

On a dirigé cet homme sur un service, sans seulement le
faire suivre d'une notice qui éclairerait le médecin de l'asile sur
les particularités de l'individualité clinique confiée à ses soins.
A son arrivée, cet irresponsable est assez souvent calme, pai-
sible. Il s'adapte au régime de l'asile, s'y conduit bien. La
demande de sortie est bientôt introduite et, ne trouvant pas
dans l'état actuel de quoi justifier la maintenue, mal éclairé
d'ailleurs, ainsi que je l'ai dit, sur les circonstances qui avaient
entraîné la séquestration, le médecin signe la mise en liberté.

D'autres fois, ce passé lui est mieux connu. Il sait que l'aliéné a commis un crime... mais, il y a des années... et la vie se déroule, à l'asile, sans accidents pathologiques nouveaux; que faut-il faire ? C'est un épileptique qui a tué en plein vertige... Des années se passent sans un accès convulsif ou délirant. L'état de l'interné ne nécessite plus sa présence à l'asile et ce qui l'y fait maintenir, c'est la crainte seule d'une rechute possible. Cette crainte, pour légitime qu'elle soit, va-t-elle suffire pour priver indéfiniment cet homme de sa liberté ? Ici les avis sont partagés. Les uns réclament *l'internement à vie de l'aliéné homicide*, plus préoccupés, en ce cas, de la tranquillité sociale que du souci de la liberté individuelle... et on les comprend. Les autres, ne pouvant se résoudre à cette rigueur si absolue, font valoir le caractère si grave de l'inflexibilité de ce principe, sans base certaine, et on les comprend non moins bien.

Mais tout ceci donne la mesure des perplexités par lesquelles peut passer le médecin à qui, seul, incombe, actuellement, la responsabilité de la décision d'où peut résulter un crime de plus ou qui va condamner un malheureux, devenu indemne de tout délire, à un internement perpétuel.

Voici un homme qui, par son délit ou son crime, a motivé l'intervention de la loi, mais la Justice n'a devant elle qu'un irresponsable, qu'un aliéné, et elle désarme. Ce n'est peut-être pas une raison pour qu'elle le perde totalement de vue. Le jour où cet homme est sur le point de reparaître dans la société, n'est-il pas logique qu'elle s'inquiète de savoir si le fait de le rendre à la vie ordinaire est sans danger. N'est-il pas logique qu'elle exerce, à cet instant, un contrôle, tout en s'aidant des lumières de la science et qu'elle prenne, enfin, une responsabilité qui reste excessive lorsque c'est le médecin, seul, qui en supporte le poids ?

Les critiques passionnées dirigées contre la loi du 30 juin 1838, ont eu, à peu près, pour unique objet la prétendue insuffisance des garanties qu'elle prescrit pour *l'entrée* des malades à l'asile. Avec plus de vérité, on aurait pu lui adresser le reproche de n'avoir pas pris assez de précautions pour empêcher la sortie d'individus qui, tout affranchis qu'ils soient du délire qui avait motivé leur internement à la suite d'actes graves, n'en restent pas moins des êtres dangereux par la prévision légitime d'une rechute dont l'échéance suivra sans doute de près la mise en liberté.

L'expérience de chaque jour a démontré qu'il y avait, là, une lacune importante, et c'est bien plus pour la combler que pour bouleverser toute l'économie des formalités requises au sujet de l'admission, que la révision de la loi semble opportune.

Je suis ainsi amené, mais je ne peux le faire que sommairement, à examiner deux questions qui ne sauraient être omises dans ce rapport :

1° *La création d'asiles spéciaux pour les aliénés dits criminels ;*

2° *Les mesures spéciales à prendre à l'égard des délirants alcooliques récidivistes.*

§ IX

LES ASILES SPÉCIAUX OU « ASILES DE SURETÉ » POUR LES ALIÉNÉS DITS CRIMINELS

Il y 25 ans environ que les sociétés savantes et les congrès spéciaux ont mis à l'ordre du jour de leurs discussions l'étude des mesures à prendre à l'effet d'augmenter les garanties de la société contre les actes délictueux ou criminels commis par les aliénés qui ont été l'objet d'une ordonnance de non-lieu ou d'un acquittement. En 1872, la société de législation comparée formulait des conclusions dans ce sens ; puis, ce fut le tour de la société de médecine légale de France, en 1877.

Un an plus tard, la question se précise et est serrée de près. Le congrès international de médecine mentale, tenu à Paris, en

1878, émit, sur la proposition de M. Barbier, le vœu « que des asiles ou quartiers spéciaux soient affectés à l'internement des individus condamnés ou poursuivis par la Justice répressive et relaxés ou acquittés en raison de leur état mental ». Une commission, dans laquelle l'élément judiciaire, administratif et médical seraient représentés, aurait mission de statuer sur les sorties des aliénés séquestrés à la suite d'un non-lieu ou d'un acquittement.

M. Blanche dans son rapport à l'Académie de médecine, en 1884, conclut de la même façon.

Le Sénat s'est évidemment inspiré de ces vœux dans le projet de loi adopté en 1887 et les art. 36, 37, 38, 39 et 40 que nous avons reproduits plus haut règlent d'une manière satisfaisante cette situation. Les propositions de loi portées devant la Chambre des Députés par MM. Reinach et Lafont en maintiennent les dispositions générales.

La nécessité de mieux défendre la société contre les aliénés dangereux que ne le fait la loi du 30 juin 1838 a donc été admise, et les voies et moyens pour arriver à ce but paraissent fournis par la nouvelle loi.

Une distinction très importante, qui s'est imposée, d'ailleurs, à tous ceux qui ont traité cette question, est à faire suivant qu'il s'agit : 1° des criminels devenus aliénés au cours de leur détention ; 2° des aliénés dits criminels.

Admettre les premiers parmi les malades d'un asile semblerait un procédé si choquant que l'Administration pénitentiaire s'est depuis longtemps préoccupée de leur consacrer une sorte de vaste infirmerie spéciale, annexée à un établissement pénitentiaire et a attribué à cette catégorie d'individus, toujours marqués de tare morale première, en dépit d'une intervention morbide ultérieure, le quartier de Gaillon dont le fonctionnement est des plus réguliers et rend d'incontestables services.

Si l'humanité commande de ne pas priver des soins spéciaux qui lui sont nécessaires le criminel, il importe cependant de le séparer des infortunés que leur état, seul, de déraison, a transformés en délinquants.

Sur ce point, tout le monde est à peu près d'accord. Où on l'est un peu moins, c'est sur la question de savoir si les aliénés *dits criminels* doivent être gardés au milieu des autres malades d'un asile. Ce sont, a-t-on dit, des malades comme les autres ; ils n'ont été criminels que parce que ce sont des malades ; pourquoi, alors que la Justice les a déclarés irresponsables, vouloir leur faire une situation à part qui les marquera, quand même, d'une sorte de tare ?

Les partisans de cette séparation répliquent, non sans raison, qu'en ne s'occupant que de ces irresponsables, on néglige trop les intérêts de ceux qui, n'ayant pas commis de crimes, vont pourtant se trouver confondus avec des aliénés criminels. Les familles de ces malades peuvent en être douloureusement frappées. Enfin, leur argument décisif est de montrer l'inconvénient grave qu'il y aurait à placer ces aliénés, foncièrement dangereux pour la plupart, dans les asiles qui tendent de plus en plus à se transformer en hospices ordinaires et où leur présence nécessiterait des mesures rigoureuses de séquestration dont pâtirait l'ensemble des malades.

Il y a là, sans doute, plus qu'une question de sentiment, et la transformation de nos établissements en maisons riantes et largement ouvertes ne serait guère compatible avec la présence de ces aliénés dangereux.

M. Bourneville a été l'un de ceux qui ont montré l'opposition la plus vive à la création des asiles spéciaux pour aliénés dits criminels. Dans deux ou trois circonstances, son intervention a eu pour effet d'empêcher le vote de conclusions favorables à cette création.

Si l'on peut comprendre les raisons qui guident le clinicien, il y a lieu de s'arrêter aussi aux motifs puissants que font valoir des hommes chaque jour aux prises avec les difficultés de la médecine légale. Je maintiens qu'il n'est guère possible de ne pas se convertir à l'idée de l'installation des asiles spéciaux, après avoir été chargé d'un grand nombre d'expertises.

Existe-t-il des « *individualités douteuses* » évoluant toute leur vie dans cette zone intermédiaire où ce n'est pas encore la

folie et où ce n'est déjà plus la raison ? Quel est le clinicien
qui pourrait répondre par la négative ? Quel est le médecin
légiste qui n'a pas été, maintes fois, au cours de sa pratique
médico-légale, amené à la nécessité d'admettre des cas intermédiaires ne s'accommodant nullement de notre organisation
fondée sur le principe du « *tout ou rien* », qui est beaucoup trop
absolu.

Une des plus intéressantes questions qui soient en sociologie
comme en médecine et en criminologie est la détermination
exacte de la place qu'il convient d'assigner, dans nos méthodes
de répression ou nos moyens de défense sociale, au *criminel
instinctif*, à cet être dévié, incomplet, chez lequel s'observe la
rétrocession de ce qui est le couronnement de la personnalité
humaine : les sentiments moraux et affectifs.

Je le disais ailleurs (1) déjà, les sévérités de la Justice —
sévérités s'inspirant de la nécessité de la préservation sociale —
paraissent, en quelque sorte, hors de propos à l'égard d'individus
incapables d'apprécier les conséquences morales d'une pénalité.

En frappant le coupable, sans espoir d'amendement, elle
n'atteint qu'incomplètement le but si élevé qu'elle doit poursuivre. D'autre part, la séquestration, dans un asile d'aliénés, de
ces êtres si foncièrement pervers, étiquetés par le crime, heurte
les sentiments les plus respectables et est un danger véritable.
Placé entre deux solutions extrêmes qui ne répondent pas au
cas hybride et intermédiaire qu'il a sous les yeux, l'esprit hésite
et se trouble. Obligé d'aboutir à une conclusion pratique, et
n'ayant à proposer qu'une mesure qui ne s'adapte pas à ce cas
intermédiaire il passe par des perplexités bien compréhensibles.

Le regretté Dr Semal (2) disait dans une étude très remarquable qu'on est toujours obligé de citer quand on aborde ce
sujet : « Est-ce trop demander à la société actuelle de mettre

(1) Paul GARNIER, *La folie à Paris* (J.-B. BAILLIÈRE, 1890).

(2) SEMAL, *Des prisons asiles* (Conférence donnée au jeune Barreau de
Bruxelles, 1889). — Id. *Des aliénés criminels et dangereux* (Cong. des sc.
pénales. Bruxelles, 1875).

son régime répressif en accord avec les incontestables acquisitions de la science en promulgant qu'entre le crime, qu'elle a le droit de punir, et la maladie, dont elle a le devoir de poursuivre la cure, il y a une situation médiane exigeant de sa part une neutralité armée ? »

Dans les déviations de l'évolution, pas plus que dans le développement naturel des êtres, il n'y a de saut brusque. S'il existe, comme la clinique le démontre, un type intermédiaire entre la folie et le crime, il s'ensuit que les représentants de ce type intermédiaire ne seront à leur place ni dans une prison ni dans un asile ordinaire. Occupant une place à part dans l'échelle des déviations, leur destination est marquée pour un établissement également à part, le seul qui puisse logiquement les recevoir.

En l'état actuel de notre organisation administrative et des dispositions législatives, l'expert est enfermé dans un dilemne dont il ne peut sortir que par une option également impropre, ou à peu près. Qu'il penche, dans le doute, plutôt vers l'asile que vers la prison, c'est ce qui s'explique, et c'est pourquoi la population de certains de nos asiles parisiens est venue s'augmenter d'une foule d'individus — irréguliers dans la folie comme ils le sont dans la raison — qui, tout de suite, s'y décèlent comme des éléments de désordre et s'y différencient, par un certain nombre de caractères, des malades ordinaires. Ils y apportent un contingent de perversions instinctives qui oblige à compter avec eux et appelle une surveillance étroite. Ils ne font généralement pas converger sur eux cette sympathie et cette compassion qu'inspire la maladie, nette de ce mélange.

Aussi comprend-on aisément que le médecin chef de service se défende le plus possible contre leur incorporation dans un service hospitalier qui n'est pas précisément fait pour eux ; mais on ne s'explique pas moins bien que l'expert, en les y faisant diriger, ait adopté le seul parti qui pouvait être choisi.

En résumé, la loi en vigueur nous contraint, les uns et les autres, à une besogne ingrate, et uniquement défendable par l'impossibilité où nous sommes de faire mieux, avec notre outillage administratif et judiciaire.

La question a une telle importance qu'elle réclame toujours sa place dans la discussion de nos compagnies savantes ou de nos congrès.

L'année dernière elle se posait encore au congrès pénitentiaire.

M. Motet, qui est un de ceux qui ont le plus éloquemment démontré la nécessité de la création d'asiles spéciaux et que sa grande pratique médico-légale rend si compétent en la matière, a soumis au vote des membres de ce congrès un rapport (1) au nom de la Société de médecine légale de France ; cette étude se termine par les conclusions suivantes :

I. — Dans tous les cas où un individu poursuivi pour crime ou délit aura été relaxé comme irresponsable de l'acte imputé, il sera interné dans un établissement d'aliénés, par mesure administrative.

L'irresponsabilité de l'inculpé, à raison de son état de démence sera constatée dans l'ordonnance de non-lieu. Celle du prévenu renvoyé, pour la même cause des fins d'une poursuite correctionnelle ou bénéficiant d'un arrêt de non lieu sera constatée dans le jugement ou dans l'arrêt.

Celle de l'accusé traduit devant la cour d'assises et qui aura été acquitté pour cause de démence, sera constatée par le Jury, en réponse à une question qui lui sera posée par le président des assises, suivant les termes de l'art. 64 du code pénal, soit d'office, soit sur les réquisitions du ministère public ou sur la demande expresse de la défense.

La décision judiciaire intervenue dans l'un des cas ci-dessus prévus, sera transmise par le ministère public à Paris au Préfet de police, aux Préfets dans les départements, avec une notice individuelle dont la forme sera déterminée par un règlement d'administration publique.

(1) Au nom d'une commission composée de MM. le professeur BROUARDEL, président, LEFUEL, MAGNAN, CHRISTIAN, DEMANGE et Paul GARNIER.

II. — Si la sortie d'un individu interné à la suite d'une décision judiciaire est demandée pour cause de guérison, avant que cette sortie soit ordonnée, il devra être examiné si cet individu n'est pas légitimement suspect de rechute. Cet examen sera fait par une commission composée :

1° Du médecin de l'asile au service duquel appartient l'individu dont il s'agit.

2° Du Préfet de police, à Paris, du Préfet dans les départements ou de leurs délégués.

3° Du Procureur général du ressort ou de son délégué.

La commission pourra faire appel, si elle le juge nécessaire, aux concours et aux lumières spéciales de tous autres aliénistes.

Si la commission juge que l'individu n'est pas suspect de rechute sa sortie sera ordonnée. Dans le cas contraire il sera sursis de droit à la sortie.

L'effet de ce sursis ne pourra se prolonger au delà d'une année.

A l'expiration de chaque année l'individu dont il s'agit qui aura été l'objet, pendant le temps intermédiaire, d'une observation spéciale, sera soumis à un nouvel examen de la commission qui statuera comme il est dit ci-dessus.

Ces dispositions sont applicables à tout individu interné par mesure administrative à la suite de la décision judiciaire intervenue sur des poursuites pour crime ou délit, à quelque époque que la sortie soit demandée et quelle que soit la durée de l'internement.

Elles sont également applicables à la demande de sortie d'un individu condamné pour crime ou délit et reconnu ultérieurement en état d'aliénation mentale.

La société de médecine légale de France émet le vœu que des asiles, ou des quartiers spéciaux soient affectés à l'internement des individus condamnés ou poursuivi par la Justice répressive et relaxés ou acquittés en raison de leur état mental.

C'est de la création soit d'un asile, soit de quartiers spéciaux annexés à un asile ou à une maison de détention que nous sommes en droit d'attendre dés mesures plus sévères pour la garde des aliénés criminels, plus protectrices de la sécurité sociale.

Ces conclusions si complètes, si claires et si précises ont été votées par le congrès pénitentiaire.

M. Gilbert Ballet, dans un rapport présenté au même congrès arrive à des conclusions qui tendent à peu près au même but, mais modifient pourtant quelque peu les termes de la question. Tout en reconnaissant qu'il est nécessaire de créer un ou plusieurs établissements intermédiaires à la prison et à l'asile, il est d'avis d'y interner par jugement non les aliénés dits criminels mais « les fous moraux et certains autres délinquants ou criminels dont la responsabilité, en Justice, est considérée comme atténuée ».

J'accorde bien volontiers à M. G. Ballet que c'est bien, en effet, pour la catégorie de ces individus que la création d'asiles spéciaux est surtout nécessaire et urgente. Mais, je ne crois pas que la destination de ces établissements doive leur être exclusivement réservée, car ce ne serait pas répondre aux exigences que je signalais plus haut.

Je ne pense pas non plus qu'il soit indispensable qu'un individu ait commis un délit ou un crime pour pouvoir être considéré comme un aliéné dangereux. Les médecins aliénistes sont à même de discerner quels sont ceux de leurs malades dont les tendances essentiellement nocives exigent des mesures d'étroite surveillance et dont la sortie doit être subordonnée à des garanties particulières. Il y a quelques mois à peine la société médico-psychologique (1) s'occupait encore de la question, à propos des rapports que je viens de citer. La plupart des orateurs se sont rangés aux conclusions de M. Motet. Notons cependant que pour M. Charpentier (2), les asiles prisons peuvent bien faire l'objet d'une loi de sécurité sociale ; mais, selon lui, les

(1) Soc. méd. psych. Séance du 24 juin 1895,
(2) CHARPENTIER, soc. méd. psych. Séance du 30 décembre 1895.

considérations déduites de l'aliénation mentale ne suffisant pas pour les motiver, doivent rester étrangère à leur création.

Notre collègue s'est évidemment placé, là, à un point de vue tout théorique ; dès que vous entrez dans la pratique, les faits s'imposent au plus hésitant et forcent sa conviction.

Que d'exemples il serait possible de signaler pour légitimer, non pas *socialement* seulement, mais *scientifiquement*, la création de ces établissements spéciaux, que j'ai cru devoir appeler *des asiles de sûreté* (1), parce que cette domination me paraît indiquer, d'une manière précise, leur destination véritable. Créés pour recevoir les représentants de ces infirmités morales nocives qui ne sont à leur place ni dans la prison, ni dans l'asile ordinaire, leur organisation pourrait être telle, sans doute, qu'il serait permis d'y poursuivre, dans une mesure au moins partielle et à l'aide de procédés spéciaux, le redressement moral de certaines natures sur lesquelles il y a encore quelque prise, modification morale presque impossible à obtenir dans le milieu des prisons. Ce qui caractériserait avant tout ces établissements, ce qui serait une des raisons premières de leur existence, c'est que les êtres dangereux appelés à les peupler n'y entreraient qu'en vertu d'un jugement rendu sur les conclusions de l'expertise médico-légale et ne pourraient jamais en sortir que par une décision de l'autorité judiciaire éclairée par les constatations d'une commission spéciale. Ces asiles de sûreté donneraient à la société le pouvoir de *contenir* efficacement ces individus dangereux et leur destination exacte est celle de la maison de sûreté des anciens « *Non ad puniendos sed ad continendos homines* ».

§ X

DE LA NÉCESSITÉ DE MESURES LÉGISLATIVES SPÉCIALES A L'ÉGARD DES DÉLIRANTS ALCOOLIQUES RÉCIDIVISTES

Si la statistique prouve, que de nos jours, l'augmentation des cas de folie est à peu près uniquement due à l'alcoolisme ; si

(1) Paul GARNIER, Le criminel instinctif (*Ann. d'hyg. et de méd. lég.*, 1889).

elle démontre encore — et c'est fait, surabondamment, sur l'un et l'autre point — que les attentats contre les personnes sont, pour une très forte proportion, d'origine éthylique, c'est une indication formelle de se préoccuper, d'une manière toute spéciale, des gros contingents que cette intoxication amène dans nos asiles.

L'attention doit se concentrer sur cette question d'importance considérable, non pas seulement à l'effet d'examiner les meilleurs moyens thérapeutiques à opposer aux troubles intellectuels ainsi développés, mais encore et surtout pour essayer de garantir la société contre les dangers, sans cesse plus nombreux, que les alcoolisés font courir à sa sécurité.

L'internement est rendu nécessaire par les désordres mentaux, tout le monde est d'accord sur ce point. Mais, si cet internement est limité dans sa durée par la durée même du délire alcoolique, il sera nécessairement fort court, puisque ce délire éthylique se dissipe au bout de quelques jours. Et, de fait, après quelques semaines, l'alcoolique guéri de son accès — mais non, hélas, de ses tendances, — est rendu à la liberté... et à des habitudes que cette éphémère interruption n'aura point fait disparaître... Sorti de l'asile, l'alcoolique y rentrera bientôt et, fréquemment, après s'être livré à des violences plus ou moins graves. Des internements iront, ainsi, s'échelonnant, séparés par de courts intervalles, qui sont suffisants pour que l'individu se réintoxique et se monte à ce degré d'excitation ou de fureur qui motive l'intervention de l'autorité.

C'est dans de telles conditions que se poursuit notre thérapeutique de l'alcoolisme; c'est par de tels procédés qu'on pourvoit à la sécurité sociale ! N'avons-nous pas le droit de dire que nos moyens de traitement et de préservation sociale sont, dès lors, à peu près illusoires.

Les médecins légistes, consultés chaque jour sur le degré de responsabilité des alcoolisés, les médecins d'asile pour lesquels ces individus sont une cause de graves difficultés ont élevé si haut la voix, dans ces dernières années, pour signaler le danger d'une telle situation, qu'on s'est enfin ému et qu'on semble vouloir préparer des réformes depuis longtemps jugées indispensables.

Au Congrès international de médecine mentale, tenu à Paris, en 1889, la question fut nettement posée. MM. Motet et Vétault (1), avaient montré, dans leur remarquable rapport, les méfaits de l'alcoolisme sous toutes ses formes, et l'insuffisance de nos moyens de défense. De mon côté, j'avais soumis au Congrès des faits établissant l'augmentation incessante des cas de folie alcoolique et la progression corrélative de la paralysie générale (2). Les esprits étaient donc bien préparés pour l'adoption de mesures protectrices.

Le vœu suivant fut voté à l'unanimité :

« Le Congrès, en présence du danger dont l'alcoolisme menace la Société, la famille, l'individu.

« Reconnaissant qu'il y a lieu d'établir des distinctions entre l'ivresse simple, l'ivresse pathologique et ses variétés, et l'alcoolisme chronique.

« Emet le vœu :

« Que, dans un intérêt de défense sociale, des mesures judiciaires, d'une part, des mesures administratives durables, d'autre part, soient prises contre les alcoolisés suivant la catégorie à laquelle ils appartiennent.

« Que les pouvoirs législatifs donnent une sanction aux travaux de Claude des Vosges, de MM. Th. Roussel et Léon Say.

« Qu'il soit pourvu, par la création d'un ou plusieurs établissements spéciaux, à l'internement des ivrognes d'habitude, des alcoolisés ayant commis des crimes ou des délits et ayant bénéficié d'une ordonnance de non-lieu en raison de leur état mental ; que la durée de leur internement soit déterminée par

____

(1) MOTET et VÉTAULT. — De la responsabilité des alcoolisés.

(2) PAUL GARNIER. — Progression corrélat. de l'alcoolisation et de la paralysie générale.

les tribunaux, après enquête médico-légale ; que la sortie, même
à l'expiration du temps fixé, puisse être ajournée si l'alcoolisé
est reconnu légitimement suspect de rechute. Les alcoolisés chroniques, non dangereux, pourront être maintenus dans les asiles
d'aliénés.

« Que ces établissements, ayant le caractère de maisons de
traitement, et non de maisons de répression, soient organisés
avec une discipline sévère, que le travail y soit imposé.

« Que les statistiques judiciaires et administratives soient
dressées de manière à faire ressortir les résultats de ces
mesures. »

Il y a trois ans, le Conseil général de la Seine, préoccupé
d'un état de choses dont les chefs de service des asiles du département signalaient, à tout instant, les inconvénients, vota les
crédits nécessaires à l'installation d'un asile réservé au traitement de cinq cents alcooliques, et, d'autre part, le Conseil supérieur de l'assistance publique a mis à l'étude, en ces dernières
années, le projet de création des asiles spéciaux d'alcooliques.
De très consciencieux rapports, des travaux fort importants ont
été publiés tout récemment sur cette question ; parmi ceux-ci,
il faut surtout citer ceux que nous devons à MM. Magnan,
Legrain, Ladame, Sérieux, Marandon de Montyel, etc., etc. Il
n'est que juste d'y joindre le nom de M. Ch. Muteau, conseiller
honoraire à la Cour d'appel.

Au Congrès de médecine mentale tenu à Clermont-Ferrand
en 1894, la discussion dont le remarquable rapport de M. Ladame sur *l'assistance et la législation relatives aux alcooliques*
a été l'occasion, a quelque peu dévié, et il semble qu'on ne se
soit pas suffisamment attaché à établir une distinction qui est
absolument nécessaire.

Tout buveur d'habitude altère sa santé, mais tout ivrogne
n'aboutit pas à l'alcoolisme cérébral.

Combien sont nombreux les buveurs que l'aliéniste ne sera
jamais appelé à voir, buveurs qui paient, non plus de la perte
de la raison, mais de la vie, leur passion pour l'alcool !

Combien d'ivrognes ne se cérébralisent pas, guettés d'ailleurs par d'autres lésions viscérales ! Et c'est cette vérité que mon illustre maître, le professeur Lasègue, énonçait en cette formule : « N'est pas alcoolique (cérébral) qui veut ! » Il ne suffit donc pas de boire pour provoquer des désordres mentaux ; il faut encore que le cerveau soit ce *locus minoris resistentiæ* qui donnera à l'intoxication sa physionomie individuelle.

Ceci revient à dire que tous les buveurs ne sauraient être réclamés par l'aliéniste ; un très grand nombre restent tributaires de la pathologie ordinaire, ou bien, même, n'ont jamais à réclamer de soins pour une maladie physique. Il en est qui semblent jouir, à cet égard, d'une sorte d'immunité, quoique plus apparente que réelle.

Vis-à-vis de ces buveurs d'habitude, l'intervention du philanthrope, du sociologue et du moraliste est peut-être plus nettement indiquée encore que celle du médecin. Cette intervention — qu'il faut souhaiter aussi prompte que possible, car elle court risque d'être inefficace si elle est quelque peu tardive — consiste dans une tutelle morale sous laquelle il importe de placer la volonté défaillante de l'homme devenu l'esclave d'une habitude tyrannique. Grâce à cette intervention, il sera soutenu, secouru contre cette tyrannie du besoin de boire, il sera isolé du milieu où s'entretiennent et se développent ses tendances alcooliques, et placé enfin dans de telles conditions qu'il puisse accomplir sa réforme morale. Mais pour tout cet ensemble de mesures protectrices et tutélaires, son adhésion est nécessaire ; car, si attristante que soit la situation d'un homme qui court à sa perte en cédant à une habitude funeste, ou en se laissant contagionner par l'imitation, nous sommes et devons être arrêtés par le respect dû à la liberté individuelle, tant que l'intempérant n'a causé d'autre dommage que celui qui s'attaque à sa seule personnalité.

Dira-t-on que c'est là une variété de suicide et que toute bonne philanthropie commande d'enlever à l'individu quel qu'il soit les moyens de mettre fin à ses jours ? L'argument n'est pas sans valeur, mais sa valeur n'est que relative. N'est-il pas vrai qu'on pourrait aller loin dans cet ordre d'idées ? Bientôt le fumeur incorrigible qui nuit à sa santé, qui le sait et continue quand même à obéir à sa passion pour le tabac, serait passible des mêmes lois coercitives. Je crois que la liberté individuelle pourrait courir des risques très réels le jour où il suffirait de prétendre, pour faire procéder à un internement, que telle personne se livre à l'abus de l'alcool ou à l'abus de diverses substances plus ou moins toxiques.

Assurément, établir par des preuves péremptoires que l'habitude pernicieuse existe, c'est beaucoup, mais ce n'est pas assez encore. Il faut plus au médecin dont on sollicite un certificat de placement ; il faut, pour motiver la privation de la liberté, la *constatation directe des troubles mentaux ;* c'est cette constatation d'ordre médical qui justifie son intervention et la rend indispensable pour toute mesure de ce genre.

Si ces troubles mentaux ne sont pas en cause, s'il ne s'agit que d'habitudes d'intempérance, la tâche à accomplir est moins, je le répète, celle du médecin que du moraliste, du philantrope, qui trouveront à exercer, là, cette ardeur admirable qu'ils savent déployer dans la lutte contre le mal.

La création d'asiles spéciaux pour le traitement des *délirants alcooliques* et la création d'asiles destinés à l'amendement des *buveurs d'habitude non délirants,* sont donc deux choses très distinctes : elles ont pourtant cela de commun, que les deux innovations doivent concourir à la lutte contre l'alcoolisme. J'ai écrit, avec préméditation, *traitement* dans le premier cas, et *amendement* dans le second, pour mieux marquer que, là, on fait œuvre de médecin et, ici, œuvre de moraliste.

A cette assertion de Benjamin Rush : « L'ivrogne est un malade », assertion beaucoup trop absolue et inacceptable sous cette forme, il serait juste de substituer cette formule : « Derrière l'ivrogne, il y a parfois un malade ». Le cas n'est pas si rare du malheureux dipsomane, victime d'une servitude pathologique, traité comme un vulgaire ivrogne, exposé au mépris de ses semblables et aux sévérités de la justice.

Presque toutes les tentatives faites en vue de la cure du

buveur d'habitude sont nées dans l'Amérique du Nord où, plus encore que chez nous, l'alcoolisme a pris les proportions d'un énorme péril social.

De véritables croisades inspirées par un ardent zèle philanthropique, et surtout religieux, ont été entreprises contre l'alcoolisme. L'intempérant est pour ces zélateurs « le frère tombé » dont il faut obtenir le relèvement. En lui, on voit plus encore le coupable qui viole la morale que le malheureux qui viole l'hygiène. Plus peut-être que la cure du malade, en bien des cas, on poursuit la conversion du pécheur.

En France, nous n'avons suivi que de fort loin le mouvement qui s'est dessiné, il y a bien des années déjà, aux Etats-Unis, sur l'initiative, principalement, du Dr Turner auquel on a fait la tâche des plus difficiles et dont on reconnaît aujourd'hui les mérites. Ce n'est que depuis quelques années que la campagne est, ici, organisée. Elle est menée par un maître dont l'autorité est incontestée. M. Magnan s'est donné à cette tâche avec une conviction profonde et son nom se relie étroitement aux réformes, aux innovations qui, toutes, tendent à endiguer le flot montant de l'alcoolisme. Il n'a pas encore convaincu tout le monde, cela est certain ; mais il a gagné à cette cause de nombreux adhérents, qui se montraient fort peu enclins à le suivre au début. Ses rapports à l'Académie de médecine, au Congrès pénitentiaire de 1895, au Conseil supérieur de l'assistance publique, sont trop connus pour que j'aie besoin de les analyser ici. Enfin, M. Marandon de Montyel, s'est voué aussi à cette étude dans ces deux ou trois dernières années, et, par des publications nombreuses, a rendu compte de l'expérience tentée dans son service de Ville-Evrard, non pas d'ailleurs sur de simples buveurs, mais sur des délirants alcooliques, internés comme aliénés en vertu de la loi de 1838.

A part cette expérience toute récente, les délirants alcooliques — les seuls que nous puissions légalement interner, car c'est seulement à l'alcoolisme cérébral que la contrainte commence — ont été traités jusqu'à ce jour comme les aliénés ordinaires et confondus avec eux dans les asiles. Pour les partisans du régime de l'abstinence totale des boissons fermentées à appliquer aux alcooliques, ils sont là très mal à leur place, car, ils y trouvent les moyens de se procurer ce dont ils doivent être systématiquement sevrés, d'une façon définitive. De là l'utilité, la nécessité, devrais-je dire, de consacrer un établissement spécial où, — toujours en application de la loi de 1838 — on isolerait les alcoolisés délirants et où on leur appliquerait le seul régime qui puisse les guérir.

Mais la loi qui n'autorise rien contre la liberté du buveur, est encore incomplète et inefficace quand il s'agit de l'alcoolique délirant. Elle permet bien de l'interner à titre d'aliéné, mais elle refuse le droit de le maintenir à l'asile, dès que le délire s'est dissipé. On fait ainsi le traitement de l'accès, non de la tendance morbide, et la sortie intervient alors que celle-ci, existant encore, assure la rechute. Il en résulte, comme je le disais il y a un instant, des inconvénients graves et l'hospitalisation des alcooliques délirants, telle qu'elle se pratique, et peut seulement se pratiquer pour obéir à la loi en vigueur, est presque une illusion tant au point de vue thérapeutique que sous le rapport de la défense sociale. Il y a donc une lacune à combler et c'est là que l'urgence est indiscutable.

Le projet de loi voté par le Sénat ne comble pas cette lacune. Il permettra, il est vrai, de faire tomber sous l'application des art. 36, 37, 38, 39 et 40, les délirants alcooliques déférés à la Justice pour des actes délictueux ou criminels et reconnus irresponsables à la suite de l'expertise médicale. Mais elle laisse en dehors de ces mesures de garantie tous les délirants alcooliques qui n'ont pas encore commis ces offenses, c'est dire qu'elle leur laisse ainsi le temps et les moyens de les commettre un jour ; et, pour la plupart, ils n'y manquent guère.

La société n'a-t-elle pas mieux à faire que d'attendre en victime résignée l'agression de l'alcoolique en délire ? Peut-il être admis qu'il n'y ait rien de mieux à faire à l'égard de ces individus, qui nous reviennent en pleine crise hallucinatoire toxique, trois, quatre, cinq et six fois dans une même année, toujours avec cette aptitude nocive qu'engendre le délire alcoolique ? On se demande s'il ne conviendrait pas de considérer l'alcoolique délirant, à son deuxième ou troisième accès comme étant en état spécial de récidive légale. L'expérience prouve que l'homme qu'un deuxième accès, et à plus forte raison un troisième accès de délire alcoolique nous amène, est à peu près acquis à l'incorrigibilité ; cela est surtout vrai si la durée de l'isolement n'est pas très prolongée et on estime que six mois suffisent à peine et qu'il ne serait pas excessif de les retenir toute une année à l'asile. Or, la loi de 1838 s'y oppose.

L'alcoolique qui a donné, par la répétition de ses accès, la démonstration de son impuissance à résister à son entraînement, s'est définitivement classé comme un individu à part dans le milieu social, et la collectivité a le droit de lui réserver une place également à part dans l'ensemble des mesures qu'elle édicte pour sa défense.

Ce ne serait pas se montrer trop sévère et faire preuve d'une prévoyance excessive que d'envisager comme *judiciaire* la situation de ce récidiviste avéré, si éminemment dangereux, et de lui appliquer les dispositions générales des articles 36, 37, 38, 39 et 40 de la loi votée par le Sénat.

Il appartiendrait aux pouvoirs législatifs de compléter les dites dispositions par un article additionnel visant les *délirants alcooliques récidivistes*. Ce sont là les idées que j'ai exposées devant la Commission nommée, ces dernières années, par la Société de médecine légale de France, à l'effet d'étudier cette question si importante de l'insuffisance des garanties prises contre les alcooliques.

Il est certain que tout appelle une réforme sur ce point et ce n'est pas parce qu'on aura créé, comme on l'a projeté, un asile pour les délirants alcooliques, — car il ne peut être question d'interner que ceux-là et non pas les simples buveurs d'habitude — qu'on aura remédié à ce fâcheux état de choses. Cet asile créera sans doute les moyens de mieux assurer le régime de l'abstinence, il ne donnera pas ceux d'exercer une contrainte sur l'alcoolique guéri de son accès et qui, la loi en main, réclame sa sortie.

Du moment qu'il est établi que le traitement de l'alcoolisme cérébral et les mesures de défense sociale que commande cette intoxication aux manifestations si dangereuses et agressives, sont impossibles sans porter atteinte à la liberté individuelle, force nous est de changer notre fusil d'épaule et de dire à l'alcoolique redevenu lucide après un court internement : « C'est entendu ! vous n'avez plus de délire ; mais si vous êtes guéri de l'effet, qui a été votre accès, vous ne l'êtes pas de la cause, représentée par l'habitude, par les entraînements que vous subissez. L'examen de votre passé de récidiviste nous fixe, dès à présent, sur votre avenir. Jusqu'à plus ample informé (décision d'une commission spéciale) vous devez être tenu comme légitimement suspect de rechute et conservé, à ce titre, dans l'asile spécial dont vous vous êtes chargé vous-même de vous ouvrir les portes ».

Cette absence de toute possibilité de contrainte à l'égard de l'alcoolique redevenu lucide, au bout de quelques jours de traitement, et qui nous réclame sa sortie sans que nous puissions la lui refuser, est l'échec auquel s'est heurtée la tentative, d'ailleurs si intéressante, faite par M. Marandon de Montyel dans son service de Ville-Evrard.

Dans un intéressant article (1) publié à la date d'hier, pour ainsi dire, notre collègue expose, en la déplorant vivement, la situation qui lui est faite et paralyse ses moyens d'action..... Gêné, à tout instant, par les prérogatives de la liberté individuelle, il se montre tout prêt à les tenir pour nulles, en pareil cas, la cure du buveur primant toute autre considération. L'abstinence forcée et totale passant pour guérir le tiers des alcooliques environ, il est d'intérêt supérieur que cette abstinence soit imposée assez rigoureusement et assez de temps pour autoriser l'espoir d'une guérison, etc.

Poser en principe que tout buveur, indistinctement, le non-délirant comme le délirant, doit être séquestré, c'est aller bien

(1) MARANDON DE MONTYEL. — Traitement de l'alcoolisme et liberté individuelle.

loin et je ne pense pas que M. Marandon de Montyel obtienne, sur ce point, de nombreuses adhésions. Et d'abord, qui vous assure que vous allez le guérir, cet homme qui, jusqu'à présent, n'a causé d'autre dommage qu'à lui-même ? L'espoir que vous avez d'y parvenir vous arme-t-il suffisamment pour que vous, médecin, qui ne constatez que les signes grossiers d'habitudes éthyliques, constatation dans laquelle le premier enquêteur venu pourrait presque vous suppléer, vous demandiez qu'on vous livre ce buveur, et qu'on le maintienne séquestré autant de temps que vous le jugerez opportun ? C'est fort contestable.

Si parfaites que soient les intentions, si excellent que soit le but visé, c'est périlleux, je le crois, de réclamer de tels pouvoirs.

Il y a une constatation que, pour ma part, j'ai souvent faite, à l'Infirmerie spéciale de la Préfecture de police et elle me semble de nature à appeler la réflexion. Il est assez exceptionnel d'y voir revenir un alcoolisé délirant amené là pour un premier accès que, pour telle ou telle circonstance — apparences d'une rapide amélioration, défaut d'encombrement me permettant de garder un peu plus longtemps le malade, etc., — je pouvais laisser s'éteindre sur place.

L'individu qui a bénéficié de cette prompte mise en liberté et a évité l'asile d'aliénés ne reparaît presque jamais, je le répète ; tandis que c'est à peu près la règle pour ceux qui ont été internés.

Il n'est pas interdit de se demander si l'homme qui prend l'habitude de vivre à l'asile et tend à s'y dépouiller peu à peu de cette initiative, de cette énergie, de cette personnalité, de cette volonté qui doivent, au dehors, faire sa force de résistance quand il est aux prises avec les difficultés de l'existence, ne devient pas plus impropre à cette lutte, n'est pas moins apte à déployer les ressources d'un tempérament qui a perdu ainsi une partie de son individualité. Une telle situation morale ne pourrait évidemment que faciliter la rechute, et j'ai été amené à penser, bien des fois, qu'elle figurait au nombre des facteurs qui avaient préparé ou provoqué les récidives successives.

Enfin je ferai, sur un dernier point, une remarque qui a son utilité. De l'avis de tous ceux qui poursuivent d'une façon spéciale la cure de l'alcoolique, un semestre, au moins, d'isolement et d'abstinence forcée, est nécessaire, en moyenne, pour obtenir une guérison durable.

M. Marandon de Montyel a établi une sorte d'échelle qui, en dépit de sa vague ressemblance avec une échelle de pénalités, n'est que la graduation, approximative à vrai dire, du temps nécessité par le traitement, suivant le numéro d'ordre de l'accès de délire alcoolique. Pour le premier accès, notre collègue fixe à trois mois le temps de séjour nécessaire à l'asile, pour le deuxième six mois, pour le troisième un an...

Est-il utile d'observer qu'il ne peut y avoir là, en l'état actuel de la législation, qu'un programme thérapeutique tout idéal ; M. Marandon de Montyel n'est pas légalement fondé à exiger que les alcooliques de son service y prolongent leur séjour pendant de longs mois, après le retour complet à la lucidité. Il ne néglige rien, poussé par cette noble ardeur que nous nous plaisons à lui reconnaître, pour exercer sur eux une sorte de contrainte morale et leur persuader que, libérés du délire, ils ne doivent pas, pour cela, être libérés de l'internement. Il ne parvient pas à les convaincre tous ; les uns protestent et obtiennent leur liberté, les autres se l'octroient en s'évadant. Et c'est ici que la position devient quelque peu difficile ; les évadés, sûrs d'eux-mêmes, se rendent à la Préfecture et réclament un examen de leur état mental. Le médecin de l'Administration se trouve en présence, d'une part, d'un homme qui jouit de toute sa raison et sait faire valoir des motifs sérieux pour son élargissement (nécessité, par exemple, de subvenir aux besoins pressants de toute une famille), et, d'autre part, d'un bulletin du chef de service réclamant la réintégration de l'évadé, dont le *temps n'est pas fini*.

On peut admettre que l'évadé étant dans une situation irrégulière, sa réintégration doive se faire *de plano* et sans nouvel examen mental, *par les soins de l'Administration*. Mais si cet examen mental est ordonné, sera-t-il possible d'aboutir à

une réintégration ? Cela ne me paraît pas admissible, car
le médecin ne saurait délivrer un certificat concluant à la
réintégration, lorsque rien, dans l'état mental actuel de l'individu soumis à son observation, ne lui fournit motif à de
telles conclusions. En quelques circonstances, malgré tout mon
désir de concourir, avec M. Marandon de Montyel, à la conso-
lidation de la cure de l'alcoolique, je n'ai pu satisfaire à sa
demande, et l'évadé, qui avait fait ses preuves de calme et de
lucidité, était laissé en liberté. Ce n'est pas je l'avoue, d'un très
bon exemple pour ceux qui restent à l'asile, comme me le faisait
remarquer notre collègue ; mais nous n'y pouvons rien. Les
meilleures intentions du monde et les arguments les plus sérieux
ne nous permettent pas de nous mettre au-dessus de la loi.

La situation sera donc sans issue et l'asile d'alcooliques dont
la construction est projetée pourra nous préparer et nous appor-
tera sans doute d'assez fortes déceptions autant de temps qu'un
article de loi ne sera pas venu nous autoriser à classer l'alcoolique récidiviste parmi les individus nuisibles et légitimement
suspects de rechute, que les intérêts de la défense sociale commandent de conserver à l'asile spécial bien au-delà de la durée
d'un éphémère délire, de même qu'il conviendrait d'y enfermer,
sous les mêmes garanties d'ordre judiciaire, les délinquants par
ivresse habituelle.

CONCLUSIONS

Je résumerai les considérations exposées au cours de ce rapport, dans l'énoncé des propositions suivantes que je soumets à l'appréciation du Congrès.

I. — Dans l'état actuel de nos connaissances en psychiatrie, l'isolement reste comme la meilleure et la plus essentielle des mesures à appliquer, dans la plupart des cas, au traitement de la folie.

Son efficacité est d'autant plus grande qu'il est effectué à une date plus rapprochée du début de l'affection mentale.

II. — La qualification de « *dangereux* », appliquée à telle ou telle catégorie d'aliénés, ne suffit pas à déterminer exactement quels sont les malades qui doivent être internés à l'exclusion des autres, attendu que, d'une part, on ne saurait affirmer qu'un aliéné réputé inoffensif ne peut devenir, à un moment donné, une cause de danger, et que, d'autre part, c'est un devoir d'assistance d'hospitaliser des aliénés indigents qui, pour n'avoir pas troublé l'ordre de la rue ou menacé la vie des personnes, n'en ont pas moins besoin de ces soins spéciaux sans lesquels leur maladie s'établit le plus souvent à l'état chronique.

III. — Les progrès réalisés en pathologie mentale, et dans l'hospitalisation spéciale des aliénés tendent à la suppression à peu près complète de tous les moyens de contrainte physique, au cours de l'internement.

IV. — Les nécessités du traitement moral et pharmaceutique exigeraient que les malades confiés à chacun des chefs de ser—

vice fussent beaucoup moins nombreux afin de pouvoir être suivis et étudiés de plus près.

V. — Le traitement moral ne semble pas pouvoir prendre pour base le système de l'intimidation par la menace ou l'application d'une punition. Il emprunte sa principale valeur à l'autorité de la parole du médecin et aux manifestations d'une bienveillance affectueuse et inlassable que beaucoup d'aliénés savent encore apprécier..

VI. — Si l'asile moderne doit se faire riant, perdre de plus en plus le sombre aspect des établissements d'autrefois, s'annexer des exploitations agricoles et donner, dans la mesure du possible, à l'aliéné l'image de la vie sociale, à laquelle son délire a contraint de l'arracher, l'expérience n'est pas suffisamment faite relativement à l'utilité des *visites à volonté* sans aucune réserve quant à la période et aux phases de la maladie et sans fixation aucune de jour et d'heure, comme le voudrait une nouvelle méthode.

VII. — Les sorties provisoires ou à titre d'essai, dont on ne peut méconnaître les inconvénients au point de vue administratif et relativement aux manifestations de la capacité civile, présentent pourtant des avantages prédominants en permettant d'opérer une transition utile et d'octroyer la liberté en quelque sorte à titre conditionnel.

VIII. — Les plus grandes réserves sont commandées quand il s'agit d'autoriser la sortie de certains malades que la logique même de leur délire rend éminemment dangereux, les délirants persécutés, par exemple, dont les efforts de dissimulation peuvent parvenir à tromper le médecin et l'amener à croire à la disparition de conceptions morbides, alors que celles-ci se cachent seulement.

IX. — La diminution constatée, ces dernières années, dans la proportion des guérisons, est plus apparente que réelle et semble due à l'encombrement de nos asiles par des chroniques dont l'incurabilité est, le plus souvent, causée par le retard apporté à leur internement.

X. — La division de nos établissements spéciaux en *asiles de traitement* et en *asiles d'incurables* présente plus d'inconvénients que d'avantages et ne répond pas au progrès moderne. Mais il importe de désencombrer les asiles des affaiblis et des séniles qui n'y sont pas à leur place et pour lesquels l'assistance doit créer des hospices que rien n'oblige à placer sous le régime de la loi sur les aliénés.

XI. — L'aliéné convalescent ou guéri ne doit pas être abandonné à ses propres ressources, à sa sortie de l'asile. Le surveiller affectueusement, le protéger, le secourir est l'œuvre qui se recommande le plus à nos institutions de bienfaisance, soit publiques, soit privées, et il y a lieu de donner un développement beaucoup plus grand à nos sociétés de patronage. ·

XII. — La loi du 30 juin 1838 « pure dans l'intention qui l'a inspirée, bonne dans son principe, sage dans ses dispositions », a été un progrès considérable.

Les exemples de séquestrations arbitraires attribuées à ses prétendues défectuosités ne résistent pas à l'examen.

XIII. — Rien n'établit que l'autorité administrative et la science médicale auxquelles cette loi attribue un rôle prépondérant et d'ailleurs logique, dans l'internement des aliénés, aient été inférieures à leur mission contrôlée au surplus par l'intervention obligatoire de l'autorité judiciaire.

XIV. — Si des faits du genre de ceux que les adversaires de la loi du 30 juin 1838 ont cités, mais sans les appuyer des moindres preuves, pouvaient se produire, ils seraient imputables, non à la loi elle-même, mais à l'oubli de ses dispositions fondamentales.

XV. — Le principe essentiel de la loi votée par le Sénat, portant révision de celle du 30 juin 1838, principe d'après lequel un jugement est nécessaire pour tout internement, se heurte à de considérables sinon insurmontables difficultés d'exécution et ne semble pas devoir, *dans la pratique*, augmenter réellement les garanties contre la violation de la liberté individuelle, garanties d'ailleurs assurées par la stricte application des dispositions législatives en vigueur, attribuant au pouvoir judiciaire tout le contrôle nécessaire.

XVI. — La loi du 30 juin 1838, qui suffit à garantir la liberté individuelle par les formalités requises pour l'entrée des malades à l'asile, s'est montrée plus imparfaite dans ses précautions au sujet de la sortie d'aliénés dangereux réputés guéris, mais légitimement suspects de rechute.

Sur ce point, elle est heureusement complétée par les articles 36, 37, 38, 39 et 40 de la loi votée par le Sénat, portant création d'asiles spéciaux pour aliénés dits criminels.

XVII. — Il y a lieu d'étendre, par un article additionnel, ces précautions aux *délirants alcooliques récidivistes* dont on ne peut assurer actuellement la guérison et contre lesquels la société ne peut efficacement se défendre.

TABLE DES MATIÈRES

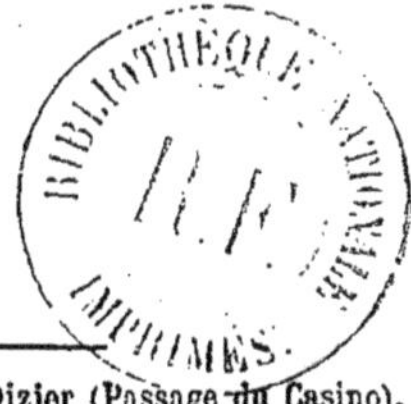